U0379094

眠れなくなるほど面白い　図解病理学の話

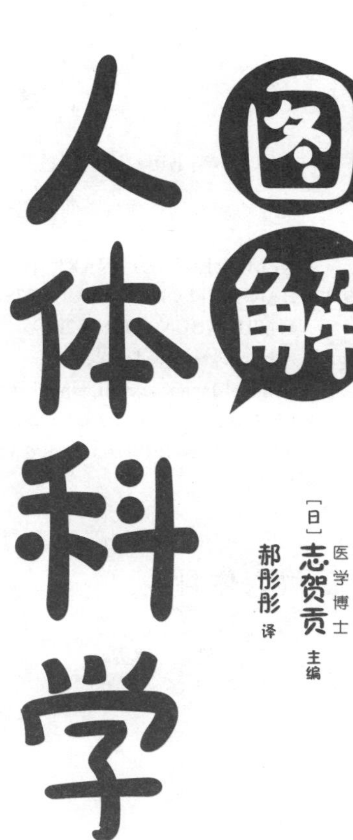

图解人体科学

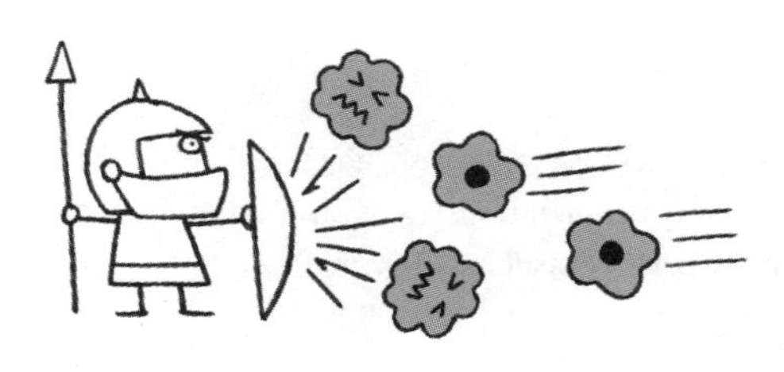

[日] 医学博士 志贺贡 主编
郝彤彤 译

我们为什么会生病

北京时代华文书局

图书在版编目（CIP）数据

图解人体科学 / (日) 志贺贡主编 ; 郝彤彤译 . -- 北京 : 北京时代华文书局 , 2020.12
ISBN 978-7-5699-3995-8

Ⅰ . ①图… Ⅱ . ①志… ②郝… Ⅲ . ①人体－图解Ⅳ . ① R32-64

中国版本图书馆 CIP 数据核字 (2020) 第 249315 号

北京市版权局著作权合同登记号 图字：01-2019-8033

NEMURE NAKU NARU HODO OMOSHIROI ZUKAI BYORIGAKU NO HANASHI by NIHONBUNGEISHA
© NIHONBUNGEISHA 2019
All rights reserved
Original Japanese edition published by NIHONBUNGEISHA Co., Ltd.
Chinese (in simplified characters only) translation rights arranged with NIHONBUNGEISHA Co., Ltd. through Digital Catapult Inc., Tokyo.

图解人体科学

TUJIE RENTI KEXUE

主　　编 | [日] 志贺贡
译　　者 | 郝彤彤

出 版 人 | 陈　涛
策划编辑 | 高　磊
责任编辑 | 邢　楠
责任校对 | 凤宝莲
装帧设计 | 孙丽莉　段文辉
责任印制 | 訾　敬

出版发行 | 北京时代华文书局 http://www.bjsdsj.com.cn
北京市东城区安定门外大街 138 号皇城国际大厦 A 座 8 楼
邮编：100011　电话：010 - 64267955　64267677
印　　刷 | 凯德印刷（天津）有限公司　022 - 29644128
(如发现印装质量问题，请与印刷厂联系调换)
开　　本 | 880mm×1230mm　1/32　印　　张 | 6.5　字　　数 | 102 千字
版　　次 | 2021 年 3 月第 1 版　印　　次 | 2021 年 3 月第 1 次印刷
书　　号 | ISBN 978-7-5699-3995-8
定　　价 | 42.80 元

版权所有，侵权必究

病理学的基础是了解“健康”与“疾病”的区别

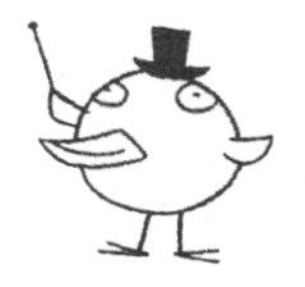

如今，日本已经迈入超老龄化社会，人们甚至认为活到100岁是一件很普遍的事情。政府已经把“建设人生100年”作为“人类建设革命”的重要一环，各界有识之士也就此展开了激烈的讨论。

据某项研究推测，2007年日本出生的孩子中，有一半都可以活到107岁以上。我们长久以来推崇的80岁人生方针也要在令和[1]时代开始之际“改写”。

然而，随着人们的寿命不断延长，各种各样的疾病也接踵而至。活到100岁的人中，没有一个人敢说自己从来没有得过病吧。如同人们经常说的一个词“生老病死”，每个人的一生中，无论是自己还是家人都一定会得病。

---

[1] 2019年5月1日零时（日本东京时间），日本正式启用“令和”为年号。

在如今的信息社会中，疾病和治疗的信息随处可见。可是有太多人无法消化这些信息，对于医学术语一无所知，或是一知半解，到关键时刻派不上用场。

大多数人在走投无路的时候只能自己去网上搜索，可这样搜索出来的结果，只是知识的碎片，看到的也只是表面现象。要想知道身体发生了怎样的变化，疾病是怎么引起的，还是需要了解专业知识。

这听上去好像很难，但其实它就是用最基本的医学知识来解释“我们为什么会生病”。你只需要大概理解“健康”与“疾病”的区别即可，并不是很难。大部分疾病都来源于细胞异常，因此第一步我们要学习构成我们身体的基本单位——细胞。本书从第一章“细胞”开始，带你进入人体的世界。

本书为了让中学生也能轻松阅读，特意加入了很多图片和说明。如果你一边看图解一边阅读此书，一定能发现疾病与人体之间的神秘关联。

可能从专家角度来看，本书中有些地方的表达不太严谨或不太全面。但我的宗旨是让想了解疾病的人读到一本有趣、易懂的书，因此，在编写时不得不做出一定取舍。此外，对于一些说法不一的理论，我没有进行深入调查，而是采用了一般教科书使用的说法。即便如此，书中还是难免会出现一些晦涩的用语，但这些都是很重要的医学用语。当这些词第一次出现时，我都会用简单易懂的语言去解释它的意思。只要你记住了这些用语，下次在其他地方听到它时，就再也不会觉得难懂了。

疾病离我们每个人都很近。我们需要习惯医学用语，这样当你下次找医生看病时，也能更准确地描述你的不适和症状。

志贺贡

*本书的内容为最普遍的人体科学知识，每一个案例中的症状、病理都因人而异。请对自己的诊断、治疗行为负责。

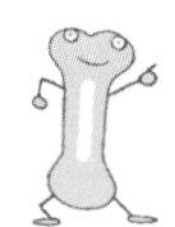

第1章 细胞：不可思议的真身

1 构成人体的40万亿个细胞 • 3
细胞也有寿命，也会自杀

2 细胞有很多副面孔 • 6
相同作用的细胞聚在一起，构成组织

3 支撑细胞的细胞器 • 9
线粒体产生能量

4 细胞器的作用 • 12
内质网、高尔基体、核糖体、溶酶体

5 被称为生命蓝图的DNA • 15
4种可以控制遗传信息的物质

6 中心法则是什么 • 18
按照转录、翻译的顺序可以解读DNA信息

7 基因和DNA有什么不同 • 21
记录介质的名字与录入的信息

8 体细胞中有46条染色体 • 23
染色体与基因组

9 母性遗传的线粒体DNA • 26
母系祖先为线粒体夏娃

⑩ 遗传病 • 29
染色体或遗传基因的变异导致的疾病

小专栏 病理学是门什么学问 • 32

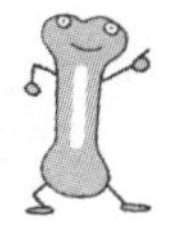

第2章 变身！战斗细胞具有的惊人能力

⑪ 细胞为了生存会转变形态 • 35
细胞肥大、增生、萎缩、化生

⑫ 细胞的两种死亡方法 • 38
细胞凋亡与细胞坏死

⑬ 身体的防卫队：免疫细胞 • 41
充分发挥吞噬作用的巨噬细胞

⑭ 身体的免疫系统及老化 • 44
前线部队与后卫部队合作攻击

⑮ 被誉为“生命车票”的端粒是什么 • 47
阻止细胞老化的酶：端粒酶

⑯ 长寿基因*SIRT1* • 50
吃七分饱有助健康长寿

⑰ iPS细胞的临床研究 • 53
iPS细胞与ES细胞的差异

小专栏 涡虫的分化与蜥蜴的尾巴 • 56

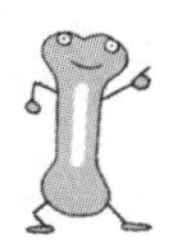

第3章 在体内循环的血液有何作用与能力

⑱ 什么是血液 • 59
运输氧气与营养成分，回收老化物质与废物

⑲ 遍布全身、让血液得以循环的血管 • 62
血管老化是重大疾病的诱因

⑳ 血液是在哪里制造的 • 66
大部分血液产生于骨头的中心部位“骨髓”

㉑ 氧气的搬运工：红细胞 • 69
红细胞拥有可以自由改变形态的“血红蛋白”

㉒ 贫血是如何引发的 • 72
造血能力低下导致的“再生障碍性贫血”

㉓ 身体的防卫队：抵御敌人的白细胞 • 75
要留意白细胞的增减

㉔ 修复血管的血小板 • 78
在止血上可起到很大作用

小专栏 经济舱综合征 • 81

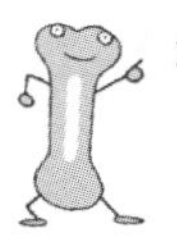

第4章 你需要了解的癌症特征

㉕ 癌症是恶性肿瘤的总称 • 85
癌细胞会无限增殖，不会停止

㉖ 什么是肿瘤 • 88
良性肿瘤与恶性肿瘤

㉗ 为什么会得癌症呢① • 91
多种原因导致的正常细胞受损

㉘ 为什么会得癌症呢② • 94
癌基因与抑癌基因的制衡至关重要

㉙ 我们身边可以诱发癌症的因素 • 97
烟、酒、病毒等多种危险物质

30 癌症的阶段有哪些 • 101
通过数值来表示癌的大小以及转移情况

31 癌症会遗传吗 • 104
女演员安吉丽娜·朱莉的故事

32 癌基因组的解析 • 108
下一代将采用DNA测序治疗

33 免疫抑制剂欧狄沃是什么 • 111
诺贝尔生理学或医学奖得主的发现

小专栏 通过嗅觉来诊断癌症的癌症探测犬 • 114

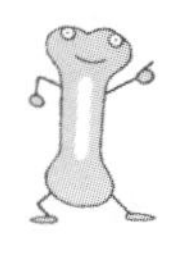

第5章 癌症种类以及诱因

34 在子宫口形成的宫颈癌 • 119
感染人乳头瘤病毒（HPV）

35 乳腺癌是在乳腺生长的恶性肿瘤 • 122
与女性激素中含有的雌激素有关

36 男性患病率第一的肺癌 • 125
吸烟与吸二手烟是最大诱因

37 感染幽门螺杆菌是胃癌的最大诱因 • 129
感染源为饮用水和食物

38 肝癌与肝炎病毒 • 132
预防生活习惯病，重视日常身体管理

39 饮酒与肝癌的关系 • 135
带有强烈毒性的乙醛会损伤DNA

40 食管癌与反流性食管炎的关系 • 138
食管黏膜炎可导致癌症

41 几乎无早期症状的大肠癌 • 142
要留意血便、便血、贫血等症状

42 棘手的胰腺癌 • 145
很难在早期发现的恶性癌症

43 血液癌：白血病 • 148
迅速恶化的急性骨髓性白血病

44 胆囊和胆管中发病的胆道癌 • 152
黄疸、白色便是警示信号

45 高龄男性多发的前列腺癌 • 155
早期可以通过PSA值发现

46 自己也能发现的舌癌 • 158
口腔内炎症迟迟得不到治疗就会发展成癌症

小专栏 最新医疗：癌症PET检查 • 162

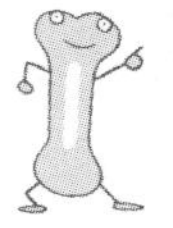

第6章 身体各脏器中的常见疾病和诱因

47 可导致猝死的冠心病 • 165
循环器官出现问题导致的心绞痛与心肌梗死

48 呼吸系统的常见病 • 168
慢性阻塞性肺病与哮喘

49 消化系统的常见病 • 172
不治疗炎症和息肉就会发展成癌症

50 沉默的脏器——肝脏的疾病 • 175
三大诱因为酒精、病毒和不良生活习惯

51 胆囊和胰腺疾病 • 178
不得不注意的结石

52 分泌激素的内分泌系统疾病 • 182
甲亢病与甲减病

53 泌尿系统疾病 • 185
尿频、尿血、排尿困难就是信号

54 中枢神经系统的疾病 • 189
损害脑、脊髓从而引发疾病

小专栏 未来的医疗 • 193

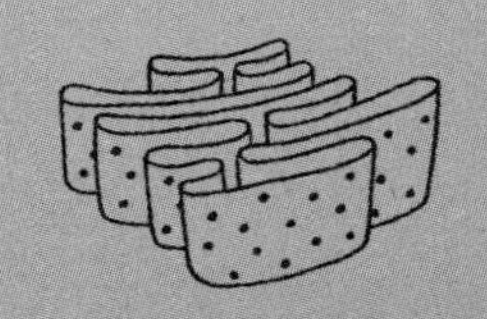

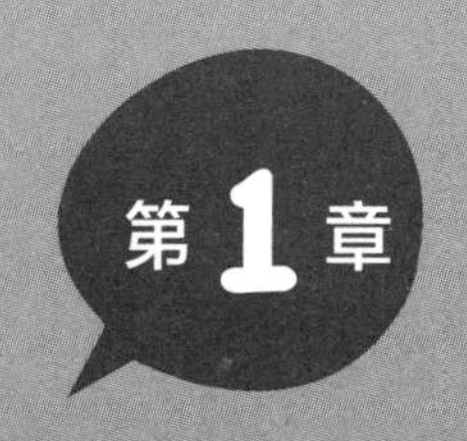

第1章

细胞：不可思议的真身

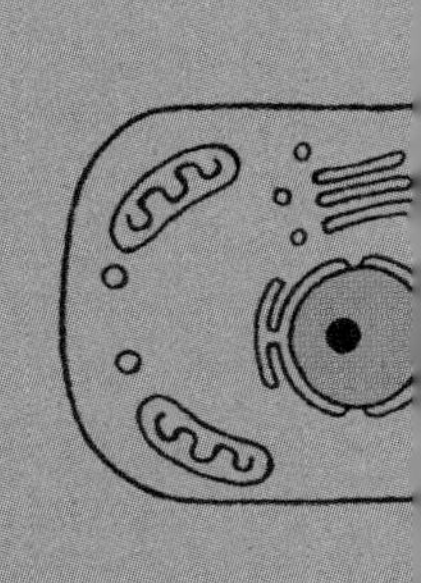

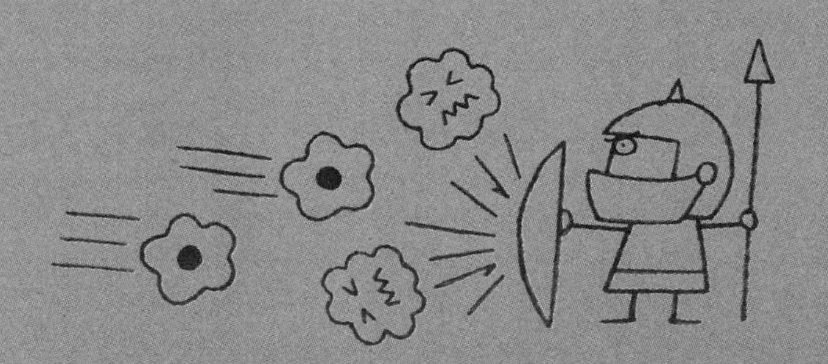

我们的身体是由无数个细胞构成的。

大部分疾病都是细胞发生异常导致的，

因此让我们一起来了解细胞的真身吧！

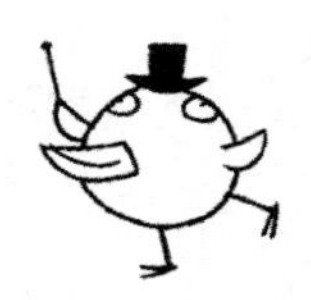

构成人体的40万亿个细胞

细胞也有寿命，也会自杀

细胞是构成我们身体的最小生命体，每个细胞都像是被脂质薄膜包裹的小袋子。人体内大约有40万亿个细胞，而每一个细胞都在呼吸，在努力地活着。1个细胞可以分裂成2个及以上的新细胞，这个过程叫作细胞分裂，而分裂的极限就是它的寿命。“所有细胞都是自细胞而生”（出自德国病理学家菲尔绍）。

细胞的形态、大小和寿命都各不相同，有1天就更替的细胞，也有数月、数年都不曾分裂的细胞，如心肌细胞和脑神经细胞。

每个细胞中都有细胞核。发挥相同作用的细胞聚集在一起，生产出维持身体正常机能的器官，它们相互协作，从而构成一个完整个体。

每个细胞都是由细胞核、细胞质基质、细胞膜构成的。细胞的英文是cell（小房间）。细胞平均直径为20 μm（微米），约为0.02mm。细胞不只会生病、受伤，也会自杀。但细胞的自杀行为是为了让个体能保持更好的状态而进行的积极行为。举例来说，小蝌蚪在长出手脚的同时，尾巴会自动消失。这是由于尾巴的细胞感知到蝌蚪要变成青蛙，而自行死去。每分钟都会有接近3亿个细胞自杀，每天则有3000亿—4000亿个细胞自杀。死去的细胞总重约200g，但是由于新细胞会代替死去细胞的位置，所以我们的体重并不会发生变化。（关于细胞死亡，请参照38页）。

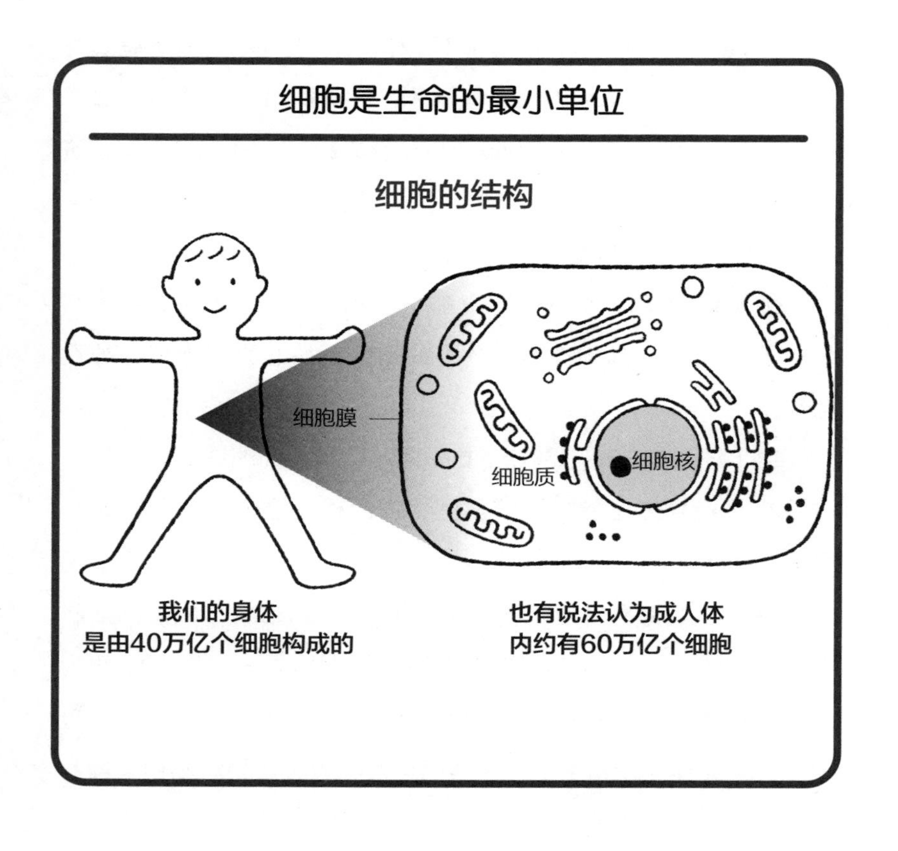

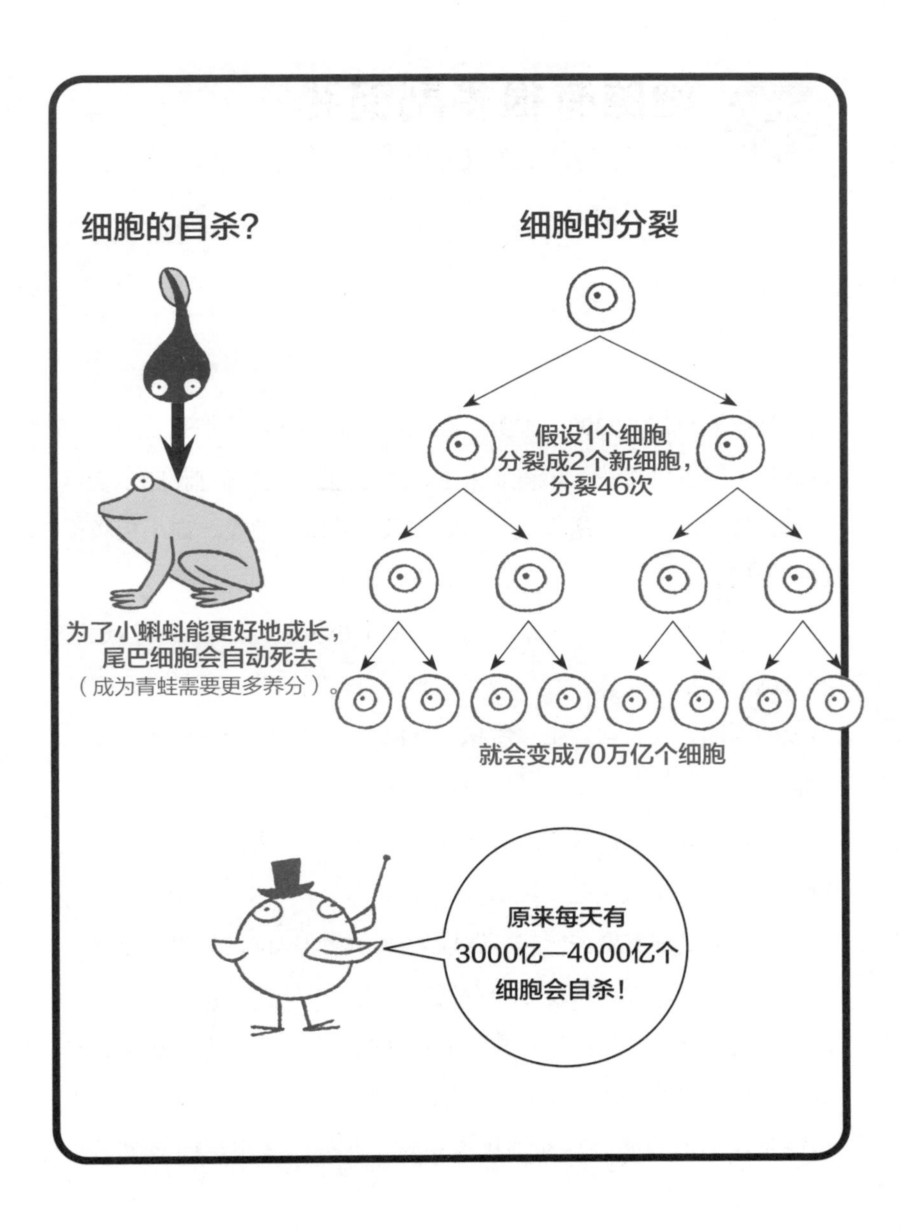
细胞的自杀?
为了小蝌蚪能更好地成长，
尾巴细胞会自动死去
（成为青蛙需要更多养分）。
细胞的分裂
假设1个细胞
分裂成2个新细胞，
分裂46次
就会变成70万亿个细胞
原来每天有
3000亿—4000亿个
细胞会自杀!

细胞有很多副面孔

相同作用的细胞聚在一起，构成组织

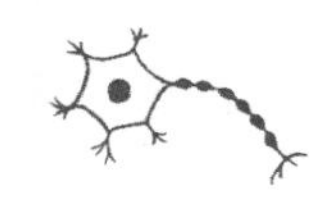

细胞共有250—300个种类。我们体内的40万亿个细胞之中，有六成以上都是红细胞。**血液细胞可分为红细胞、白细胞和血小板这三种。**红细胞负责运送氧气，白细胞负责杀菌和免疫，血小板负责血液凝固。

红细胞很特殊，没有细胞核，就像个小袋子一样装着可以运送氧气的血红蛋白。其实，红细胞本来是有细胞核的，只是在红细胞形成的瞬间，会自动发生“**脱核**”现象，使细胞核脱离细胞。血小板也没有细胞核，它是由骨髓中最大的细胞——巨核细胞产生的。

由此可见，我们身体内有各种各样的组织，**发挥相同作用的细胞聚集在一起构成这些“组织”**。

组织就是细胞聚在一起，发挥某种功能的单位，其实它更像是一种结构，是通过显微镜才能看到的结构。

肌肉细胞、神经细胞、脂肪细胞聚在一起，就分别形成了肌肉组织、神经组织和脂肪组织。还有一个组织叫作上皮组织，典型代表就是我们的皮肤表皮和消化道黏膜。此外，各组织间会联系起来，形成结缔组织。

另外，不同组织聚在一起，可以形成脏器或器官，不仅包含内脏，还包括名称中不带“脏”这个字的其他器官。心脏、肝脏、肺、气管、食管、肠、胆囊、膀胱、脑、脊髓、肌肉等脏器都是组织聚集在一起形成的。

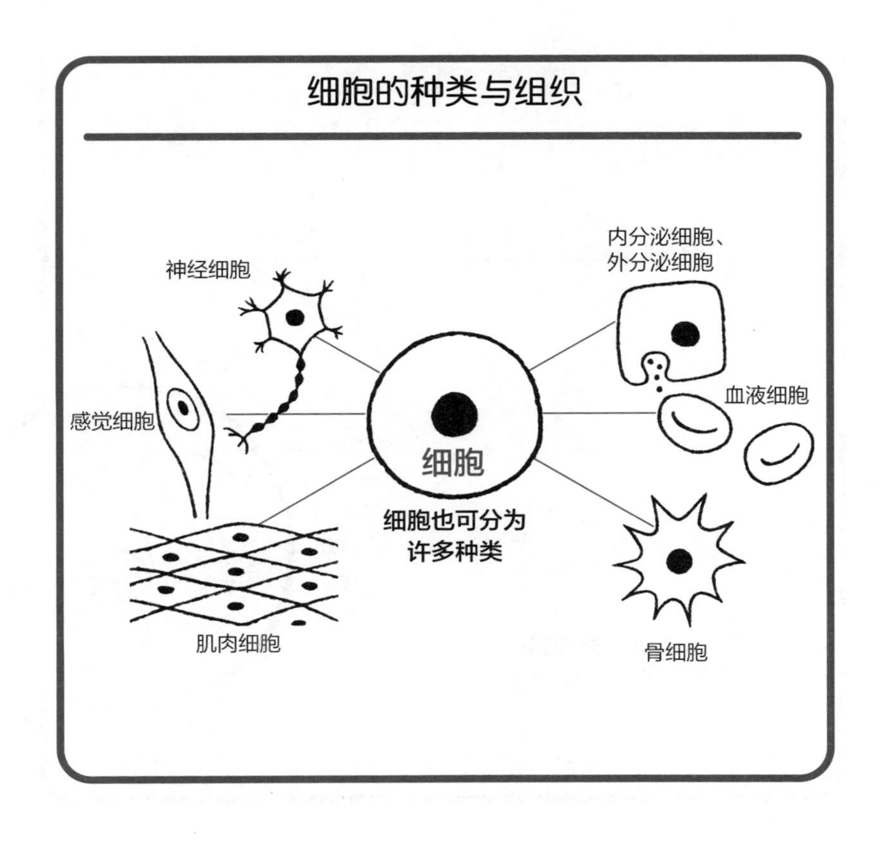

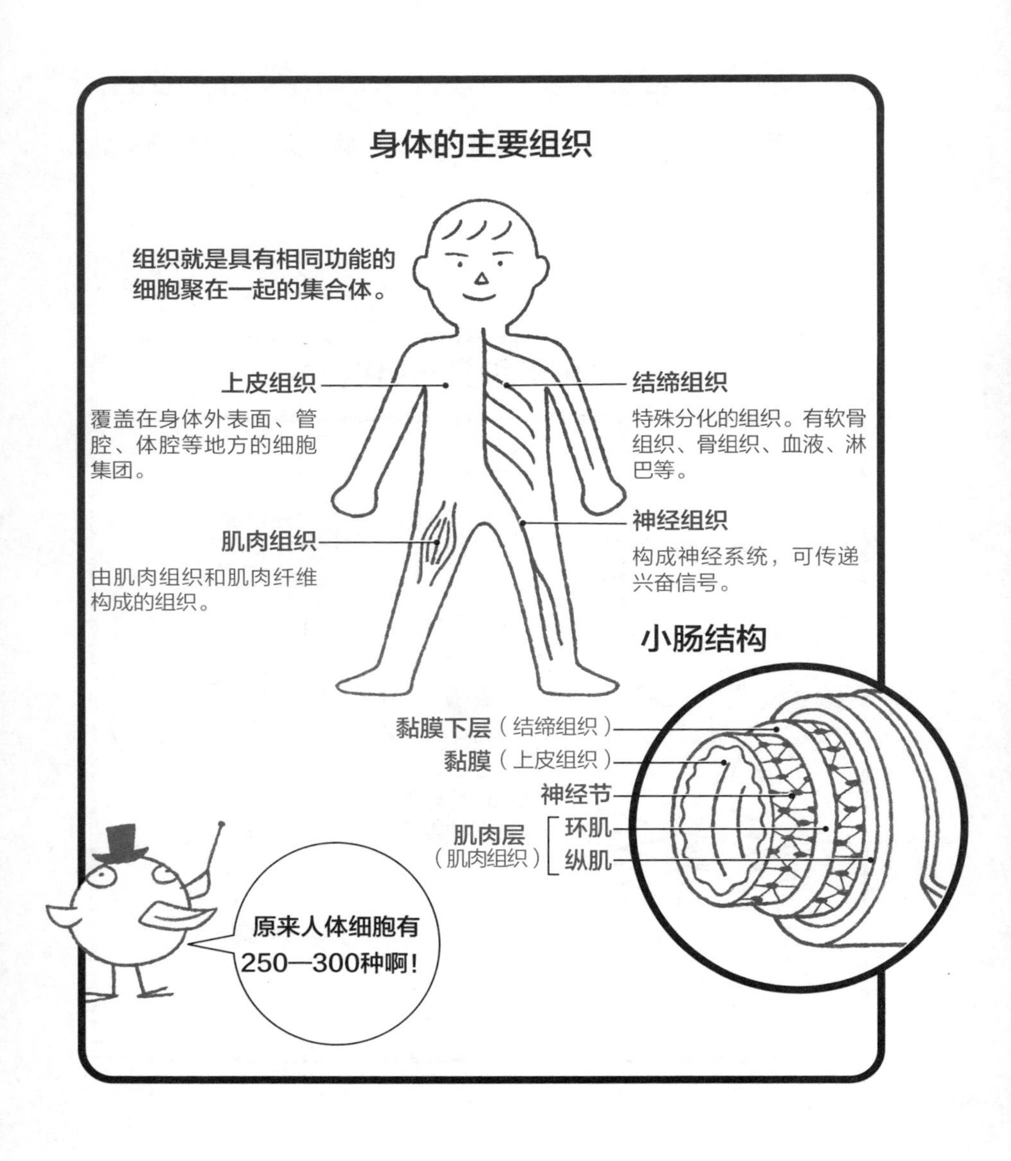
身体的主要组织
组织就是具有相同功能的
细胞聚在一起的集合体。
上皮组织
覆盖在身体外表面、管
腔、体腔等地方的细胞
集团。
结缔组织
特殊分化的组织。有软骨
组织、骨组织、血液、淋
巴等。
肌肉组织
由肌肉组织和肌肉纤维
构成的组织。
神经组织
构成神经系统，可传递
兴奋信号。
小肠结构
黏膜下层（结缔组织）
黏膜（上皮组织）
神经节
肌肉层
（肌肉组织）
环肌
纵肌
原来人体细胞有
250—300种啊！

支撑细胞的细胞器
线粒体产生能量

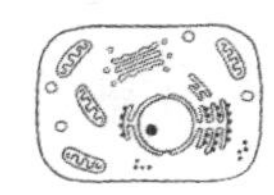

进一步观察细胞，在叫作原生质的半流动性液体中，存在着粒子较大的**胞质溶胶**。**溶胶中含有细胞核、高尔基体、线粒体等各种形态、功能的细胞器，它们各自发挥着作用，一同维持细胞的生命。**

细胞核被双层核膜包裹，核膜以外的物质为**细胞质**。核膜上面有许多核孔，这些小孔的作用是进行细胞核与细胞质的物质交换。细胞可分为两大部分：一个是维持细胞功能的细胞器，另一个是占总体积70%的、呈半透明液体状的**细胞质基质**。

细胞质中数量较多的一种扁囊状细胞器为**内质网**。内质网有两种：其中表面附着核糖体蛋白质颗粒的为粗面内质网，而表面光滑的为**滑面内质网**。**高尔基体**可以在向细胞外分泌的蛋白质上添加糖类物质，也可以合成负责分解细胞内废物的“**溶酶体**”。（关于细胞器的具体内容请参考14页。）

线粒体负责生产能量ATP（三磷酸腺苷），为糖类、脂肪和氧气在细胞内的活动供能。一个细胞中有上百个线粒体，而在需要大量能量的肌肉细胞、肝细胞中尤其多，有上千个。

细胞膜包裹整个细胞，厚度约为10nm（纳米，1纳米是1毫米的百万分之一），非常薄。细胞膜通常是双层结构，它可以在一定程度上维持细胞内的环境，阻止不相关物质进入。

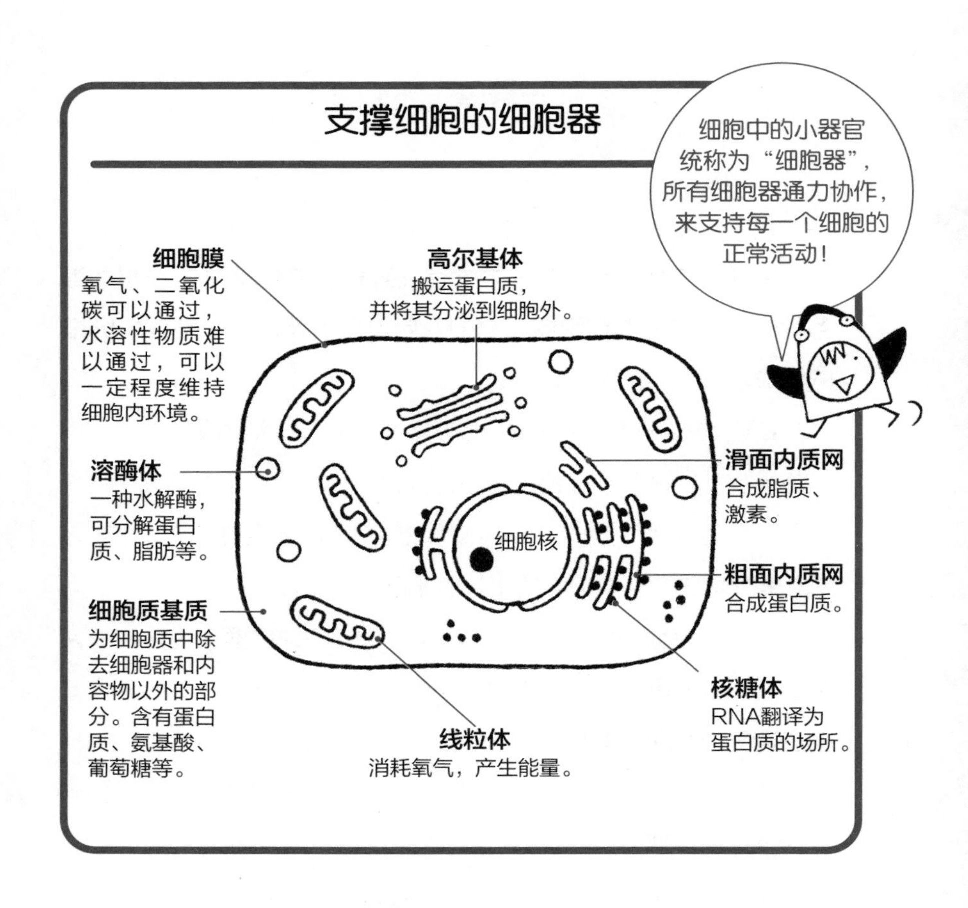

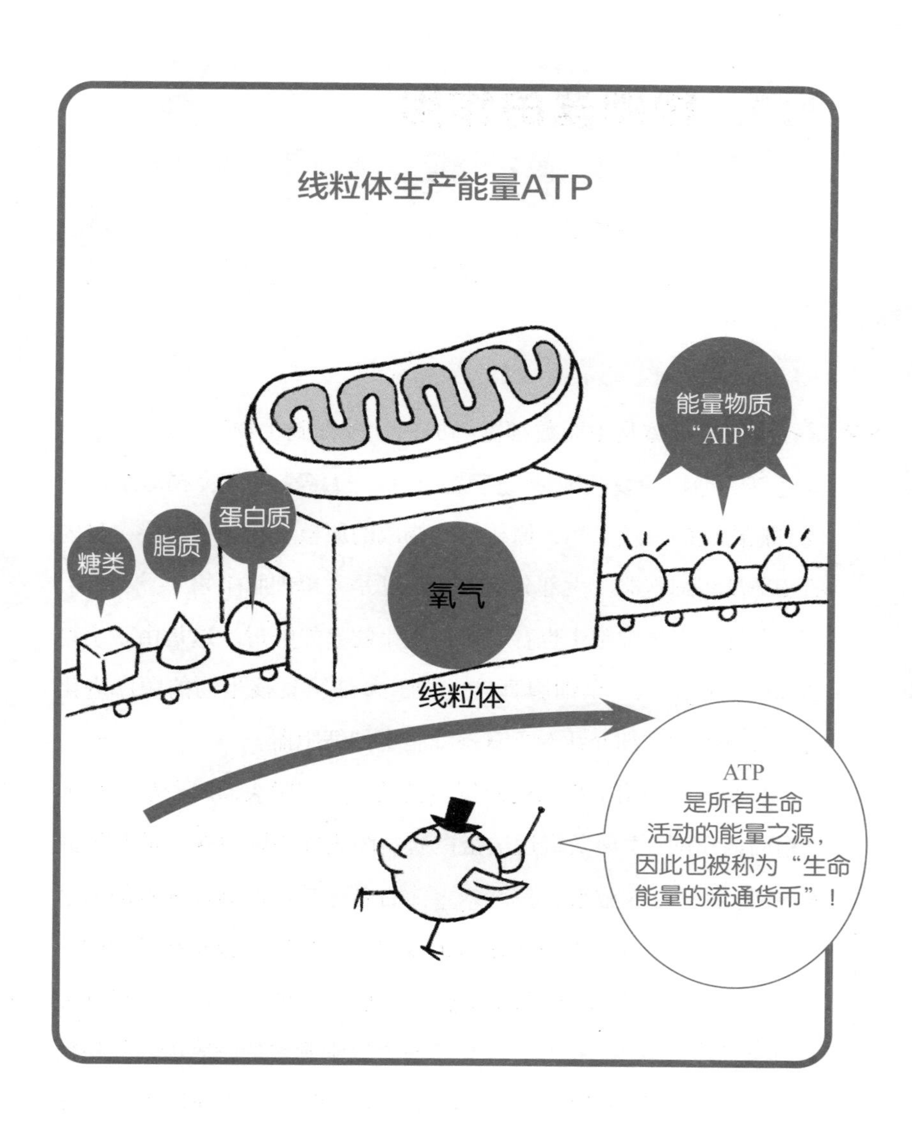
线粒体生产能量ATP
糖类
脂质
蛋白质
氧气
线粒体
能量物质
“ATP”
ATP
是所有生命
活动的能量之源，
因此也被称为“生命
能量的流通货币”！

细胞器的作用

内质网、高尔基体、核糖体、溶酶体

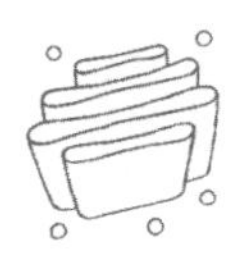

我们的身体是由无数细胞构成的“多细胞生物”。其中，含有细胞核的细胞为真核细胞，没有细胞核的为原核细胞。相对于由真核细胞构成的真核生物，原核细胞构成的原核生物体积更小，且内部几乎没有细胞器。大部分原核生物都是“单细胞生物”。

但是，真核细胞中也存在单细胞生物，如酵母。这是由于生物是按照原核细胞、单细胞真核生物、多细胞真核生物的顺序进化的。接下来我详细介绍一下真核细胞中的细胞器。

❶内质网是扁平囊状的曲折网膜结构，网膜表面附着核糖体的是粗面内质网，主要负责运输蛋白质；膜表面不附着东西的是滑面内质网，负责合成激素。❷高尔基体的名称是根据其发现者的名字命名的。高尔基体由5—8个重叠的扁平状“囊”和分布在其周围的小液泡构成。高尔基体可以浓缩小液泡送来的蛋白质，并将其分泌到细胞外。❸核糖体是存在于所有生物细胞内的细胞器。在核糖体内，遗传信息被读取并转变为蛋白质，也就是“翻译（参考18页）”进行的场所。❹溶酶体也被称为溶小体，是进行细胞内消化的场所。溶酶体含有水解酶，可以水解进入膜内的有机物。分解后的物质中，有用物质被细胞质吸收利用，废物则被排出细胞外。

真核细胞的细胞器

原核细胞

细胞内没有细胞核，如细菌。

真核细胞

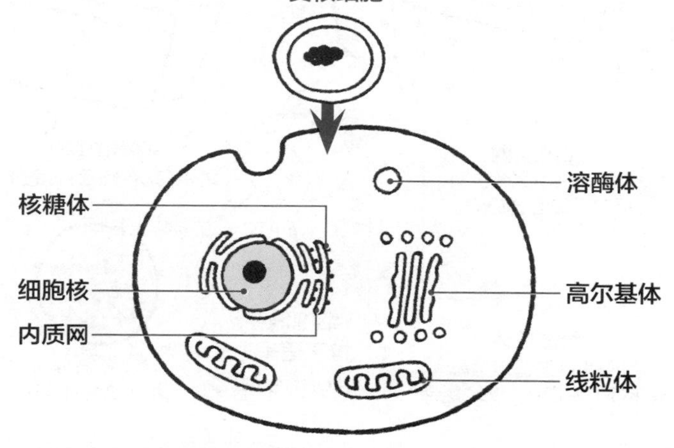

拥有被核膜包裹的细胞核的细胞。细菌和蓝藻以外的生物细胞。

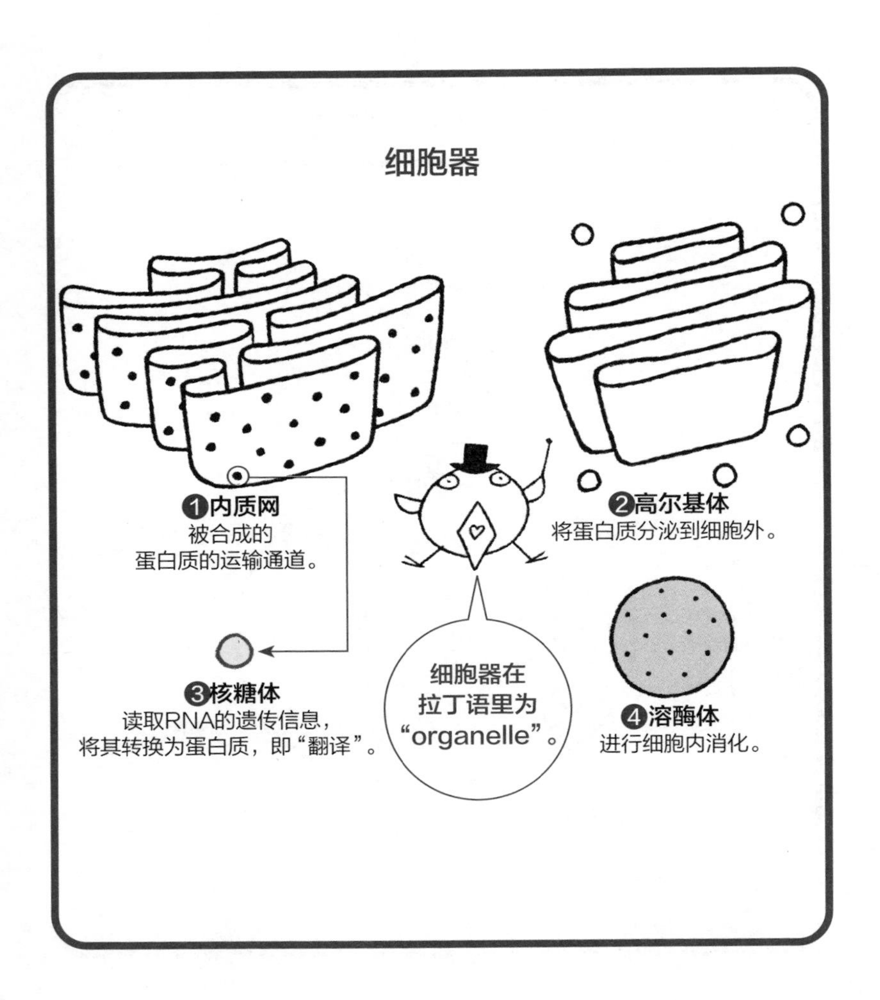
细胞器
❶内质网
被合成的
蛋白质的运输通道。
❷高尔基体
将蛋白质分泌到细胞外。
❸核糖体
读取RNA的遗传信息，
将其转换为蛋白质，即“翻译”。
细胞器在
拉丁语里为
“organelle”。
❹溶酶体
进行细胞内消化。

被称为生命蓝图的DNA

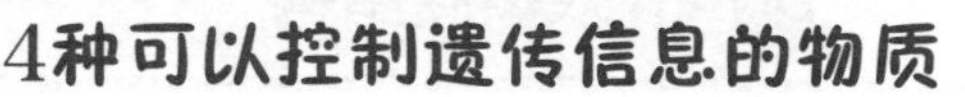

4种可以控制遗传信息的物质

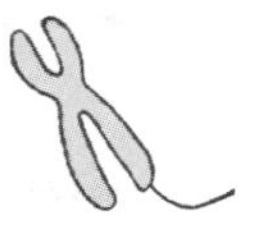

位于细胞核内的染色体中，存在着影响人们外观、大脑聪明程度、寿命等的遗传基因，这些遗传信息会从父母传递到孩子身上。

遗传信息储存在染色体的“DNA”之上。A（腺嘌呤）、C（胞嘧啶）、T（胸腺嘧啶）、G（鸟嘌呤）这4种碱基相互结合所形成的就是DNA。这4种碱基可以组成无数序列，因此每个人都会拥有不同的遗传信息，DNA又被称为“生命的蓝图”。

DNA是“Deoxyribo Nucleic Acid”的简称，也被称为脱氧核糖核酸。

DNA是双链（双螺旋）结构，双链的连接方式也是遵循重要规则的。规则就是A与T、C与G必须成对组合。人体是从一个受精卵开始，经过不断的分裂，生成40万亿个细胞后形成的。受精卵包裹的DNA在细胞分裂时发生复制，传递相同的遗传信息。

此时发挥重要作用的就是DNA的双螺旋结构。DNA链是有方向性的，两条链以相反方向相对并构成双螺旋结构。正是它的双螺旋结构，让DNA可以进行半保留复制，保证了遗传信息的正确性，在发生错误或者遗漏时也能及时修复。每个人体内都有约30亿个碱基对，但是含有遗传信息的只占了总体的2%。

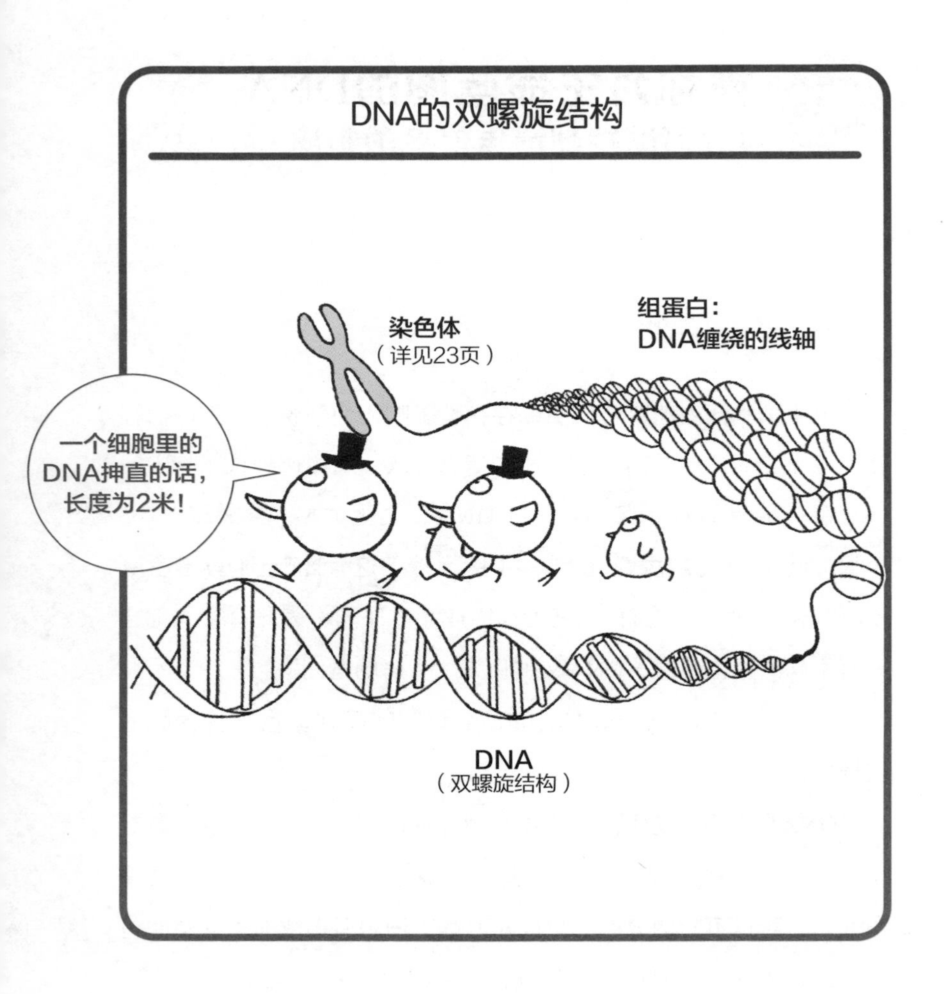
DNA的双螺旋结构
染色体
（详见23页）
组蛋白：
DNA缠绕的线轴
一个细胞里的
DNA抻直的话，
长度为2米！
DNA
（双螺旋结构）

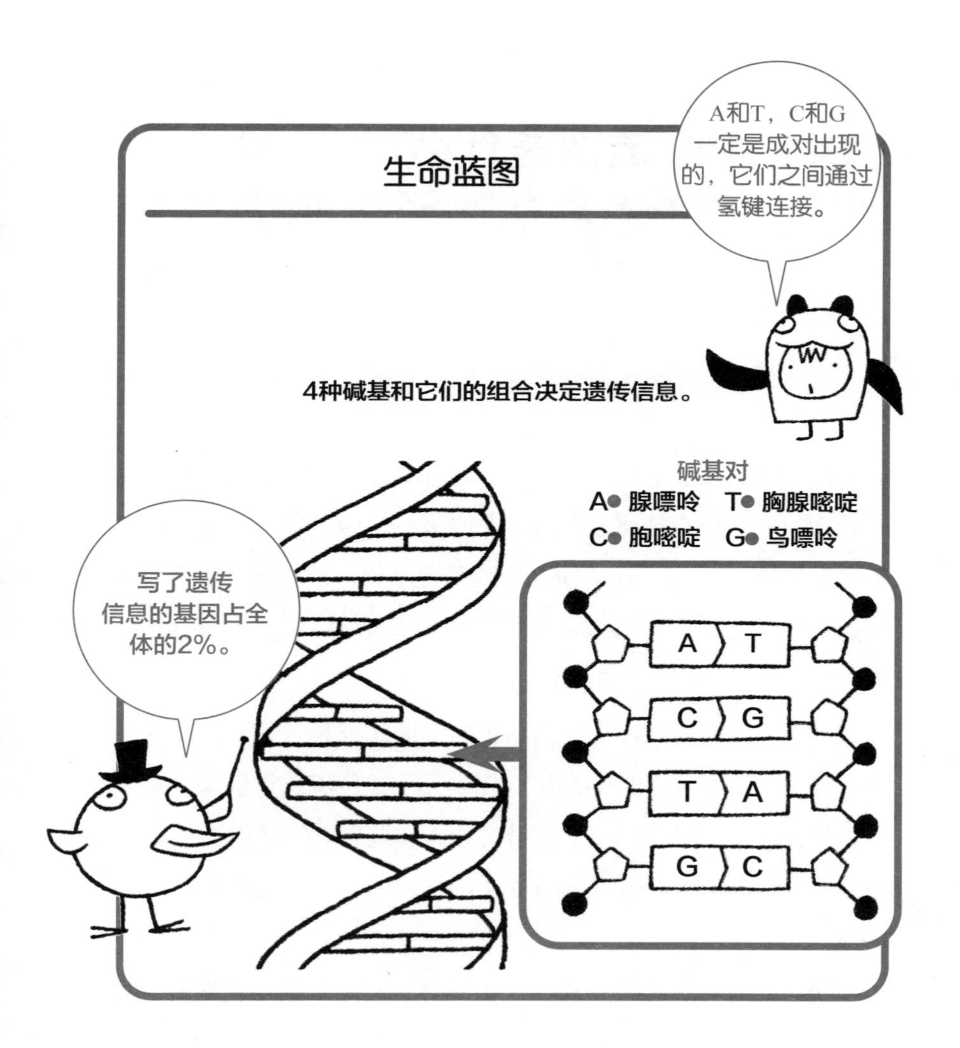
生命蓝图
A和T，C和G一定是成对出现的，它们之间通过氢键连接。
4种碱基和它们的组合决定遗传信息。
碱基对
A● 腺嘌呤
T● 胸腺嘧啶
C● 胞嘧啶
G● 鸟嘌呤
写了遗传信息的基因占全体的2%。
A T
C G
T A
G C

中心·法则是什么

按照转录、翻译的顺序可以解读DNA信息

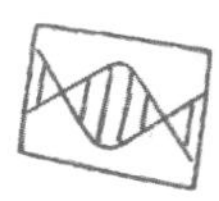

虽说DNA（脱氧核糖核酸）带有遗传信息，但DNA本身并没有什么功能，信息是通过蛋白质来传递的。1953年，英国生物学家弗朗西斯·克里克发现了DNA的双螺旋结构，并提出了分子生物学的基本原则——“中心法则”。生物的遗传信息按照“DNA→转录→ mRNA →翻译→ 蛋白质”的顺序进行传递。这个概念适用于从细菌到人类的所有原核、真核生物，因此被誉为分子生物学的中心教义，取名为“中心法则”。DNA记录生物的遗传信息，RNA在新物质产生时负责转运遗传信息和传递消息。DNA的遗传信息被抄录到“mRNA（messenger RNA）”上，mRNA也被称为信使RNA。

DNA的信息复刻到mRNA的过程叫作“转录”。转录在细胞核内部进行，带有遗传信息的mRNA离开细胞核进入细胞质，移动到核糖体处进行“翻译”过程。翻译过程就是mRNA带有的遗传信息被解读出来，并在核糖体内部合成蛋白质的过程。蛋白质的原材料是氨基酸，因此氨基酸也要被搬运到核糖体处，负责搬运核糖体的RNA被称为“tRNA（transfer RNA）”。由DNA转录而来的mRNA经过“剪接（去除遗传信息上的无用部分）”过程后变为成熟的mRNA。

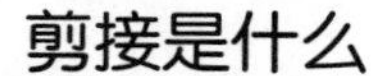

剪接是什么

基因中编码的遗传信息片段叫作外显子，非编码遗传信息片段叫作内含子。在转录DNA遗传信息时，没用的内含子会被剪掉，形成成熟的mRNA。这个过程叫作剪接。

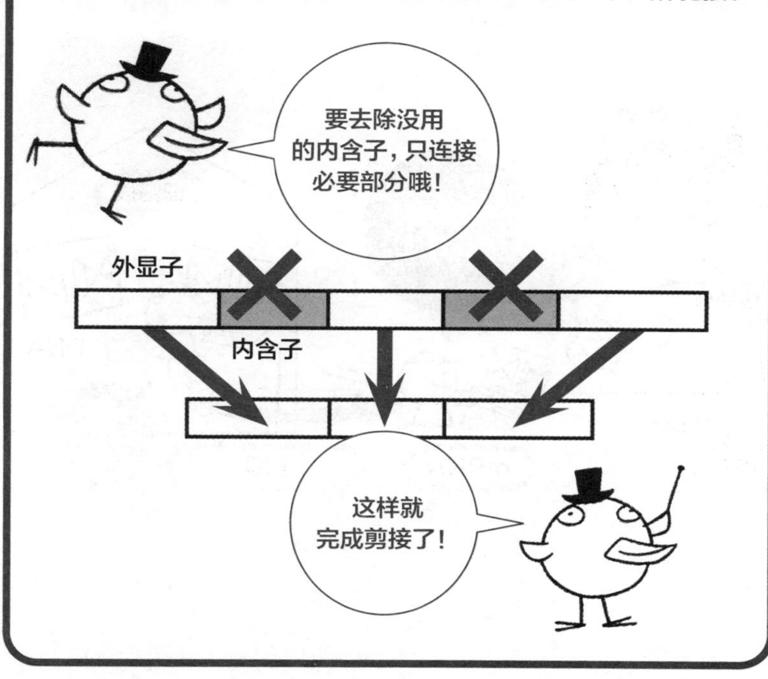

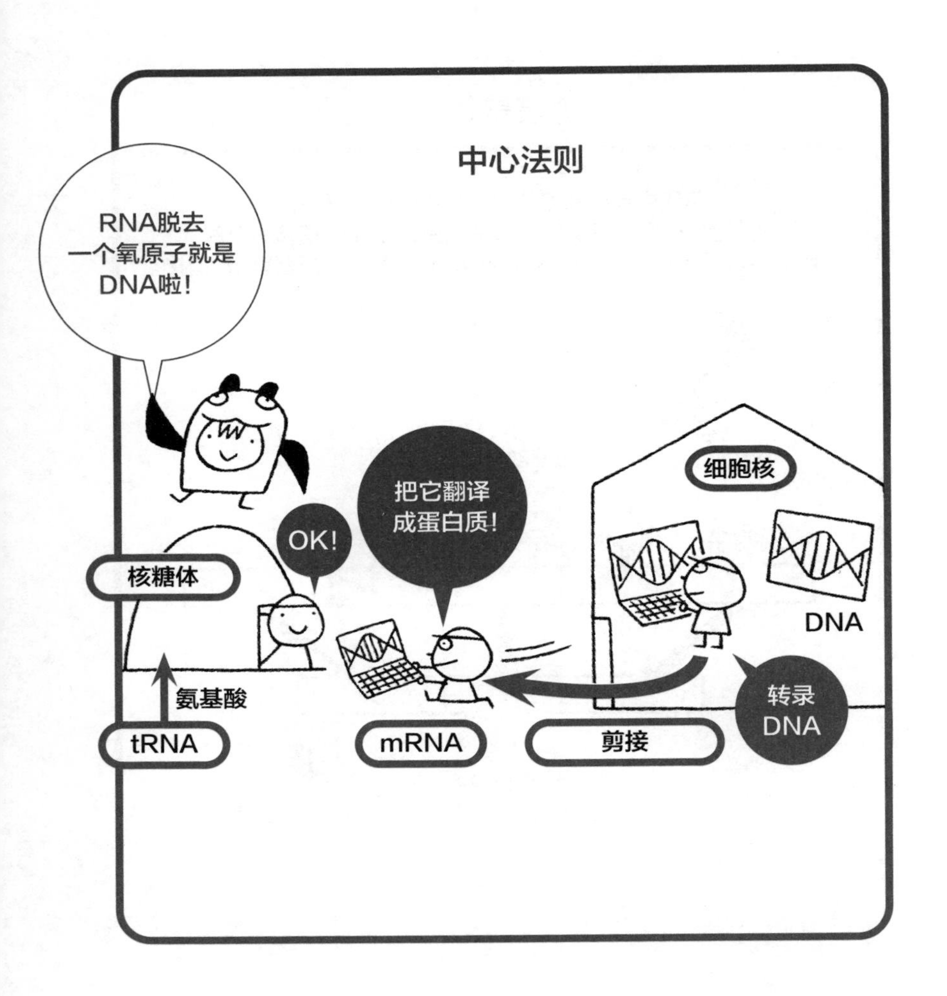
中心法则
RNA脱去
一个氧原子就是
DNA啦!
细胞核
把它翻译
成蛋白质!
OK!
核糖体
DNA
氨基酸
tRNA
mRNA
剪接
转录
DNA

基因和DNA有什么不同

记录介质的名字与录入的信息

DNA与基因是两个完全不同的概念。根据前面描述过的可知，DNA是一个物质的名字，而基因则是抽象的概念。

字典上对基因的解释是，“使遗传性状得以显示的物质”，虽然不太好理解，但这个解释的意思就相当于“根据遗传信息生产蛋白质的物质”。

简单来说，**基因就是关于“哪个氨基酸按怎样的顺序排列”、把碱基对序列编码为遗传信息的物质**。蛋白质是由氨基酸组成的长链，真核生物共有21种氨基酸（人类有20种），而它们的排列方式决定了蛋白质的性质。

DNA是物质的名字，也是一种记录介质的名字。写在DNA上的信息是基因。基因就是刻在DNA上的生命蓝图信息。

我们经常用书来举例。DNA是维持基因的物质本体，就像是书中的纸一样。纸上打印出来的文字连接起来构成文章，文章向人们传递了信息。文字就是4种碱基（C、G、A、T），它们的排列顺序记录了各种各样的信息（遗传信息）。

此外，“染色体”就像是一整本书，“基因组”就像是书架上放在一起的46本书。

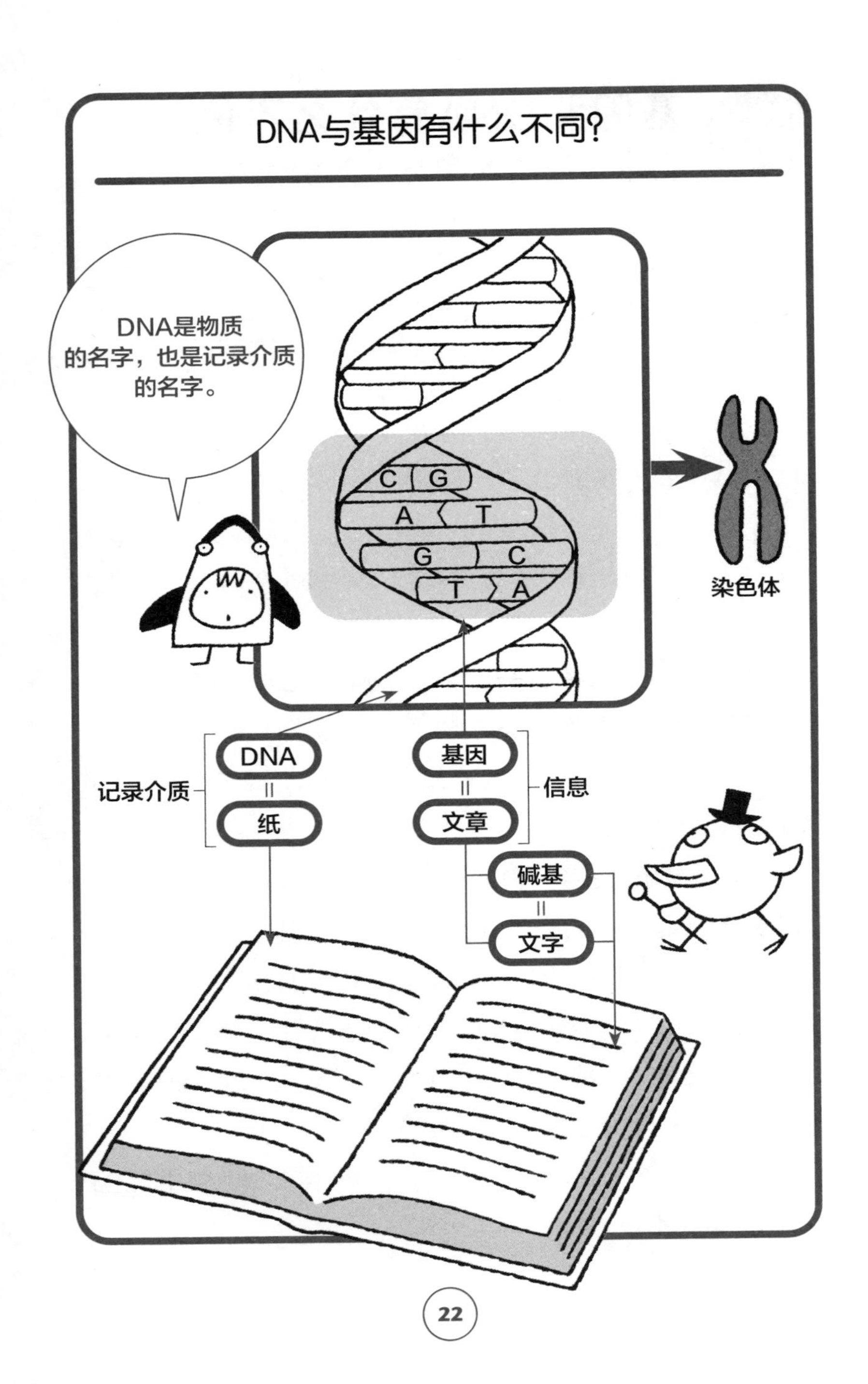
DNA与基因有什么不同?
DNA是物质的名字，也是记录介质的名字。
C G
A T
G C
T A
染色体
记录介质
DNA
纸
基因
文章
信息
碱基
文字

体细胞中有46条染色体

染色体与基因组

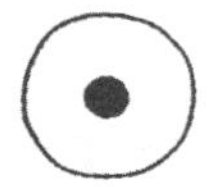

染色体是表达和传递遗传信息的物质。因其易被碱性染料(如苏木精)染色，被人们称为染色体。DNA缠绕在名叫组蛋白的蛋白质上折叠、聚集起来的丝状体就是染色体，并存在于各个细胞中。简单来说，染色体就是由DNA和蛋白质构成的物质。在这样的结构下，DNA很难被破坏。

体细胞（生殖细胞以外的细胞）中由23对（46条）染色体，按照大小从1—22号排列。其中，1—22号为“常染色体”，23号为“性染色体”，男性为XY，女性为XX。无论男女，都会从父亲那里继承23条染色体、从母亲那里继承23条染色体。而决定性别的则是性染色体的不同组合。基因组（Genome）是基因（gene）与染色体（chromosome）合成的术语，其定义是收录着生物活下去所必需遗传信息的总和。人类含有的基因组叫作人类基因组，2003年人们成功解读了构成人类基因组DNA的30亿个碱基对（23条染色体上的）的序列，破译了它的原理。实际上每个人会从父母那里各继承一套染色体，共有60亿个碱基对，但是这两套染色体上带有的信息没有太大的差异。因此，“人类基因组”表示的是一套染色体的信息，也就是30亿个碱基对。

基因组是什么
（Genome）

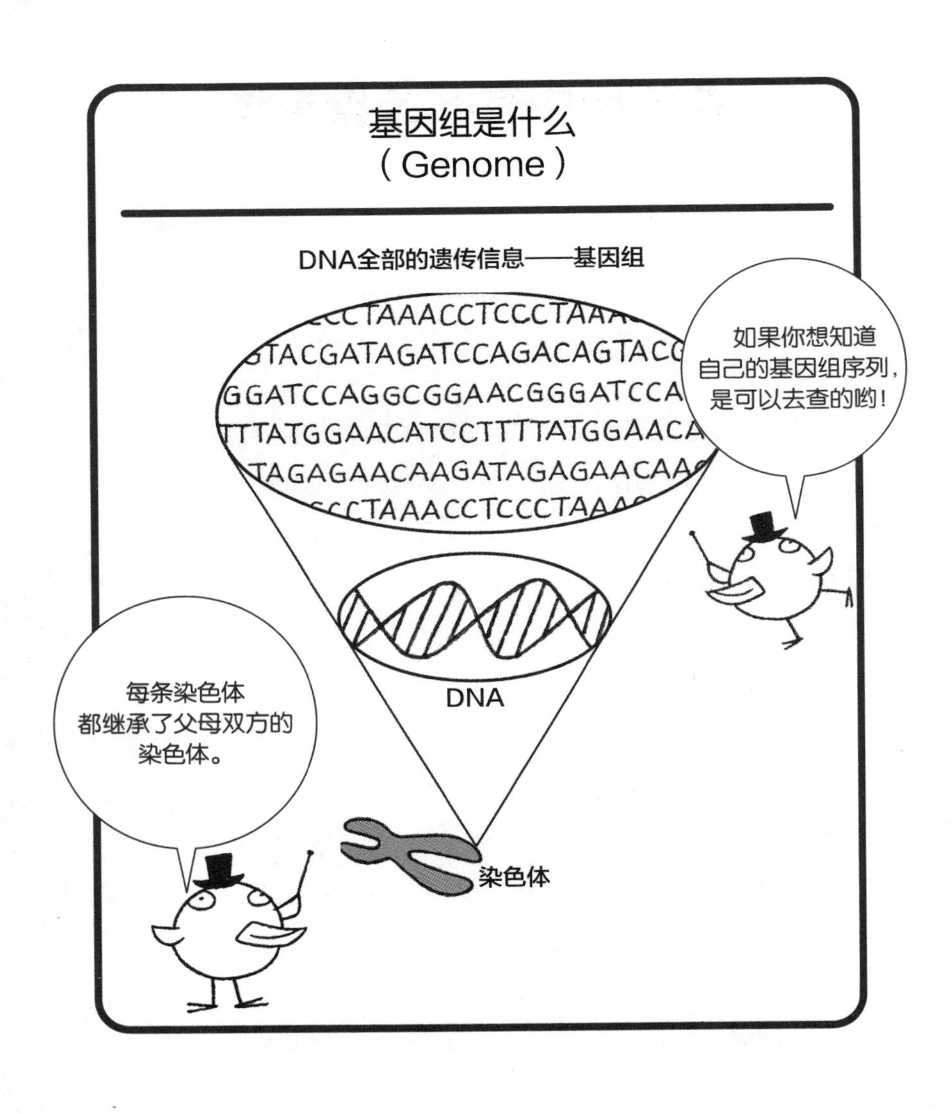

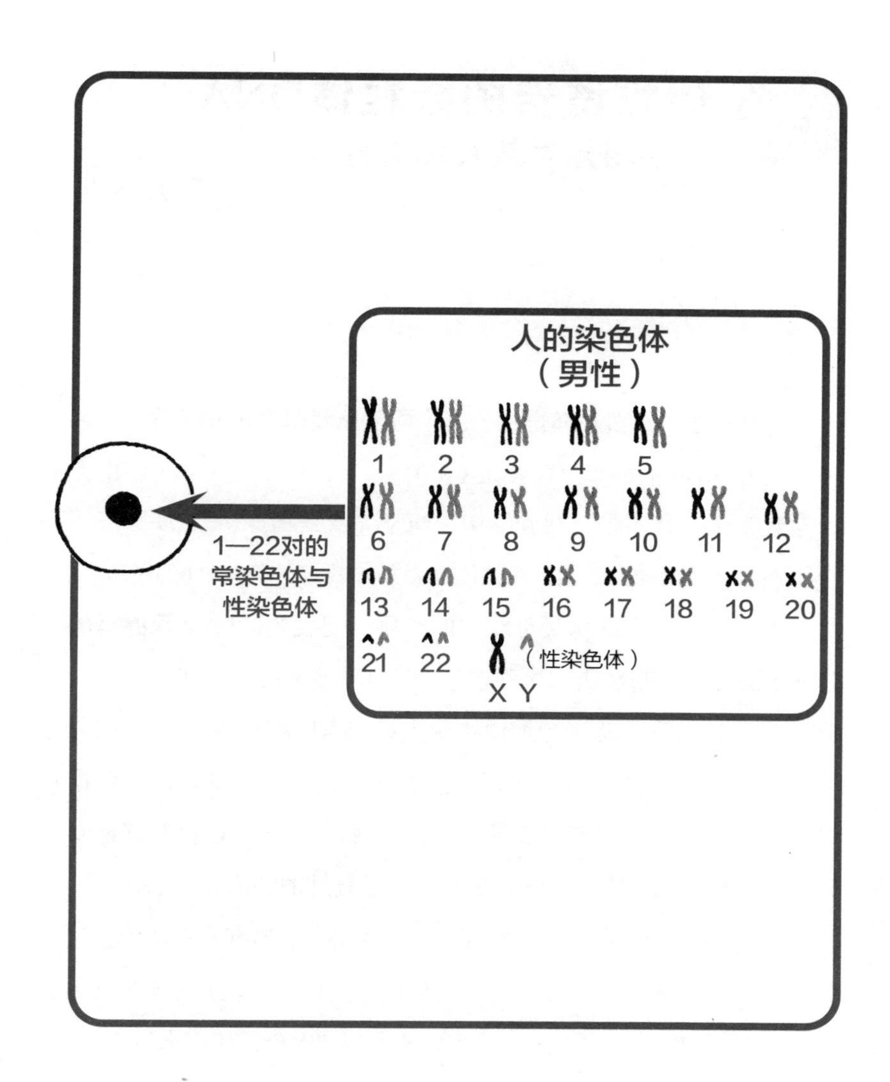
人的染色体
（男性）
1
2
3
4
5
6
7
8
9
10
11
12
13
14
15
16
17
18
19
20
21
22
（性染色体）
X Y
1—22对的
常染色体与
性染色体

母性遗传的线粒体DNA
母系祖先为线粒体夏娃

除细胞核外，线粒体是唯一一个可以承载DNA的场所了。

这种DNA叫作**线粒体DNA（mtDNA）**，比细胞核DNA多出数百至数千个，且不是双螺旋结构，而是环状结构。

在前文中已经介绍过，线粒体是为人体供能，产生ATP的场所。

通常，基因会继承父母双方的性质，**但线粒体DNA只继承母亲（X染色体）的性质**。这种遗传方式叫作**母性遗传**。那么追溯人类的母系祖先时，就有一种说法认为：所有的线粒体DNA都来自一个女人，而她活在大约20万年前的非洲，她就是夏娃，因此这种基因也被称为“**线粒体夏娃**”。但当时那个时代，也存在其他女性，所以现在的人类也不一定都是继承了夏娃的基因。

另一方面，由于线粒体DNA没办法帮助人们追溯父性遗传，这给探究人类系统的学问带来了不完整性。因此，人们开始对Y染色体进行相同的研究，并成功追溯到所有男人的Y染色体都来自大约6万年前的一名男性。他被称为“**Y染色体亚当**”。这条Y染色体是人类基因组中最神奇的一条染色体，以前人们一直认为它除了决定性别外没有其他价值，但后来人们发现了Y染色体在产生精子的过程中发挥了重要的作用。Y染色体的神秘面纱也逐渐被人们揭开。

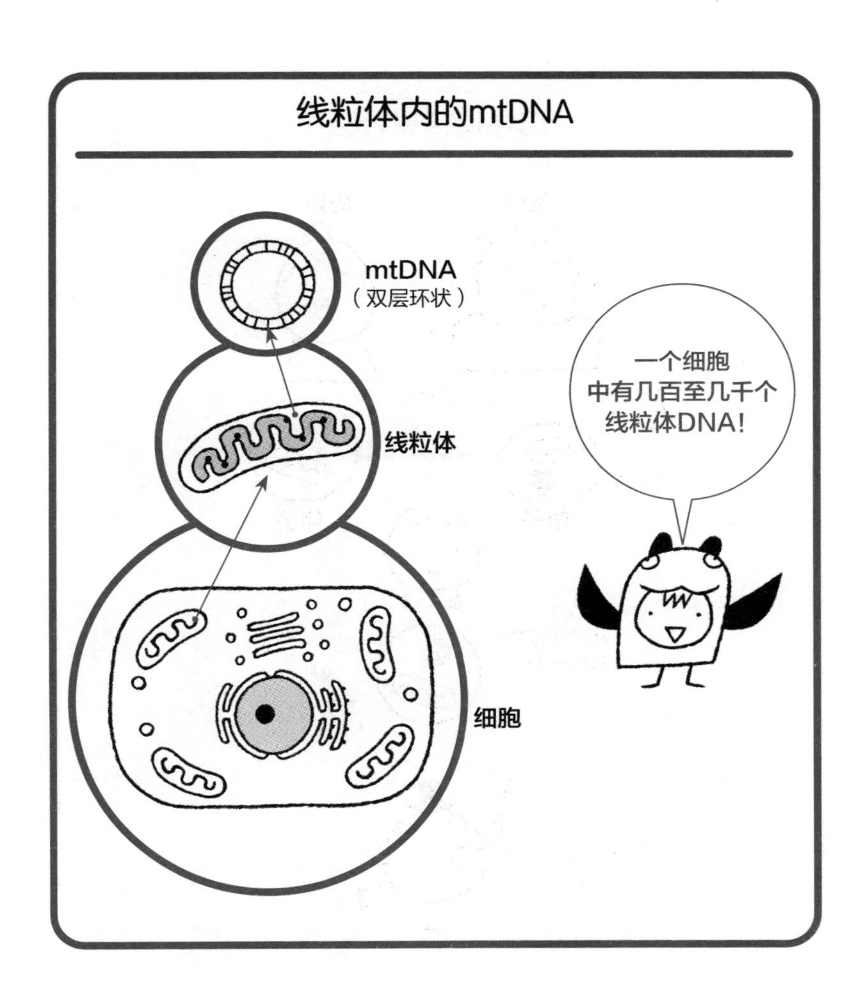
线粒体内的mtDNA
mtDNA
（双层环状）
线粒体
细胞
一个细胞
中有几百至几千个
线粒体DNA！

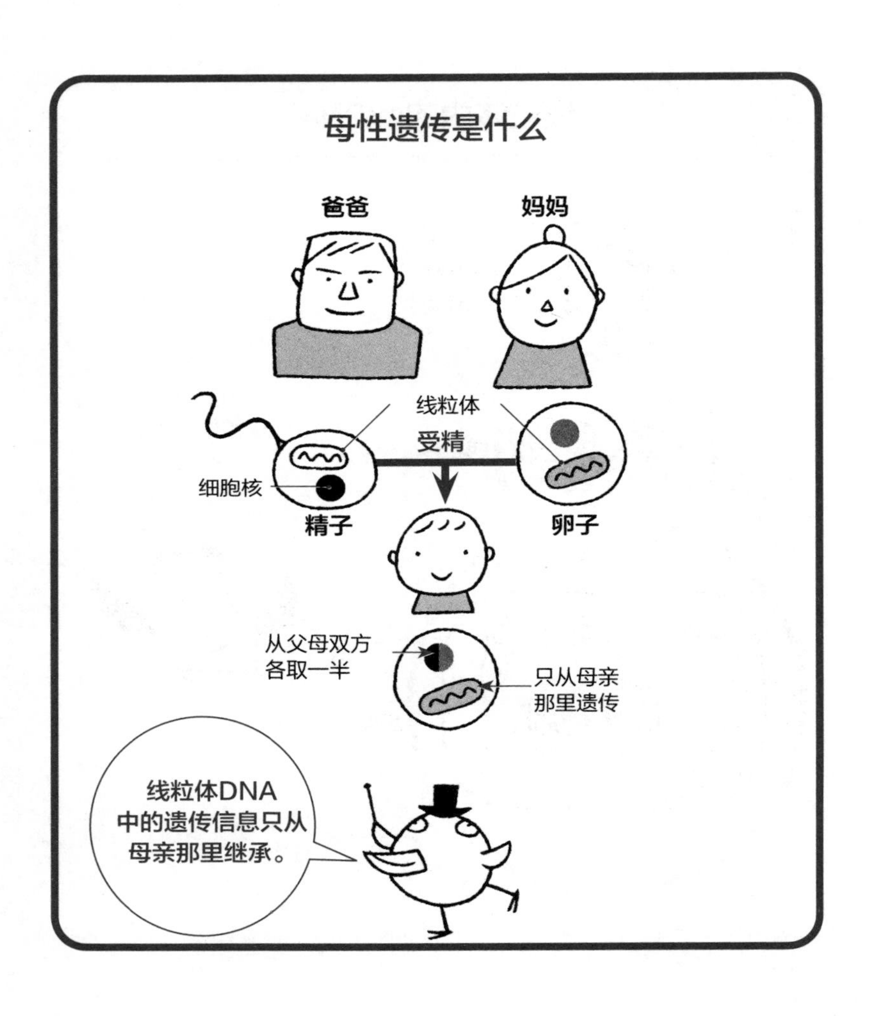
母性遗传是什么
爸爸
妈妈
线粒体
受精
细胞核
精子
卵子
从父母双方
各取一半
只从母亲
那里遗传
线粒体DNA
中的遗传信息只从
母亲那里继承。

10 遗传病

染色体或遗传基因的变异导致的疾病

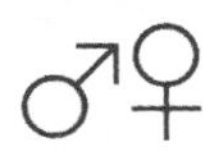

从双亲继承的基因发生变异并导致的疾病叫作**遗传病**。自出生就显现的疾病为**先天性疾病**。此外，也有非基因导致的先天性疾病和非先天性遗传病。

伴性遗传病是X性染色体上的基因发生异常导致的疾病，这个基因被称为伴性基因。患有X连锁遗传病的患者中，男性（XY）人数远远高于女性（XX）。如果母亲患病，那么其所生的男孩都会患病，而其生的女孩有两条X染色体，只要其中有一条是正常的X染色体，那么她就不会发病（只是携带者）。

红绿色盲也是伴性遗传病。这是由于视网膜上的锥体细胞功能不全，导致人们对红色、绿色的色觉发生异常，日本患者很多。

血友病是先天性缺乏可以使血液凝固的血液凝固因子的疾病。在受伤等状况下，血管壁会破裂出血，此时血液凝固因子会负责止血。

染色体数量的增减、结构异常会导致染色体异常病，其中代表性的就是唐氏综合征。得了这种疾病的患者，有明显的智能落后、特殊面容、生长发育障碍和多发畸形。

多基因遗传病是由于多种环境因素和遗传因素共同导致的疾

病，代表性疾病有以下几种：

糖尿病是胰岛素不足导致的代谢性疾病，是多基因疾病，也是生活习惯病。

痛风是指核酸的最终代谢产物尿酸排泄到尿液中时，由于产生尿酸过量或肾功能障碍导致尿酸无法完全排出，会引发大母脚趾疼痛和肾功能低下。导致痛风的原因有吃肉过多、恶性肿瘤引起的细胞癌变等。

此外，**尿道结石**是由于尿的成分中有钙离子，使肾脏到尿道之间产生晶体。这种病也有遗传因素。

遗传病
伴性遗传病
红绿色盲
血友病
染色体异常病
唐氏综合征（21三体综合征）
Turner综合征（先天性卵巢发育不全综合征）
双性人
多基因遗传病
生活习惯病（高血压）
糖尿病
痛风
结石（尿道结石等）
精神分裂症
先天畸形（唇腭裂、斜视等）
恶性肿瘤

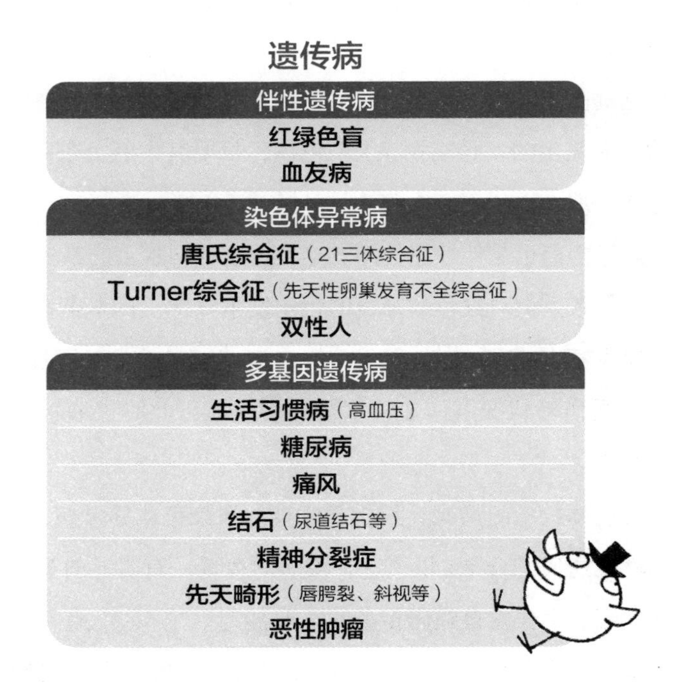

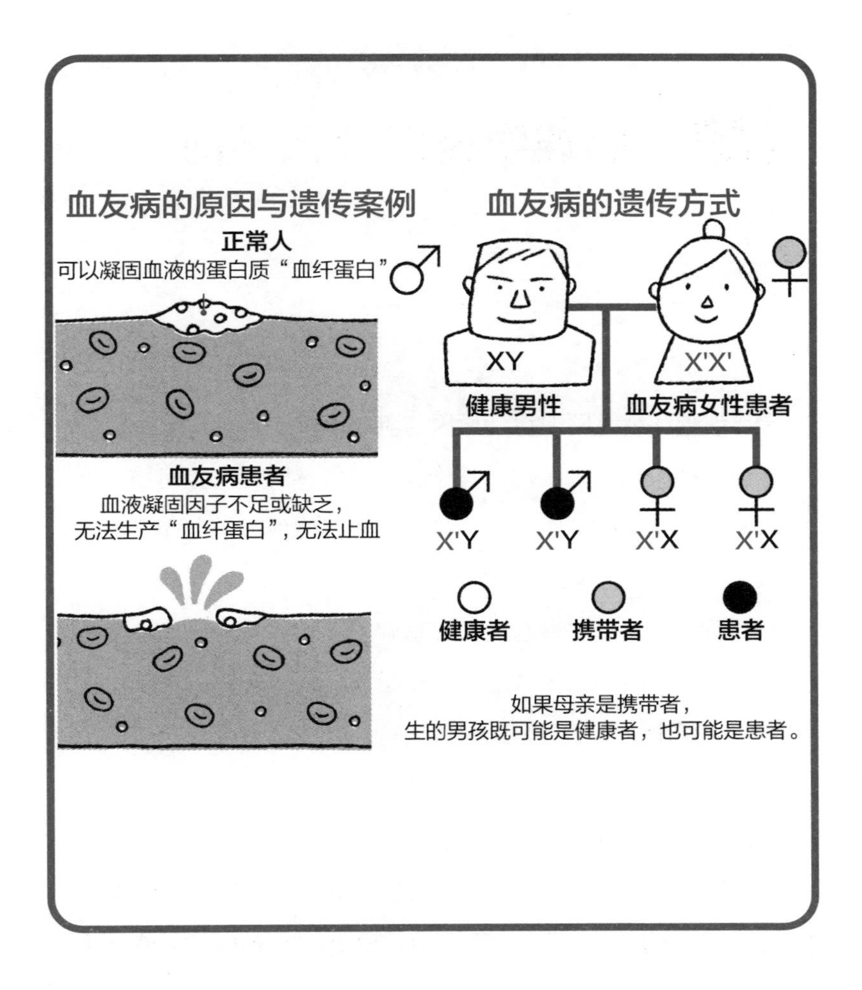
血友病的原因与遗传案例
正常人
可以凝固血液的蛋白质“血纤蛋白”
血友病患者
血液凝固因子不足或缺乏，
无法生产“血纤蛋白”，无法止血
血友病的遗传方式
XY
X'X'
健康男性
血友病女性患者
X'Y
X'Y
X'X
X'X
健康者
携带者
患者
如果母亲是携带者，
生的男孩既可能是健康者，也可能是患者。

病理学是门什么学问

病理学就是阐明得病原因与机制的学问。通过了解为什么会生病，以及人生病后身体会出现怎样的变化等问题，可以有效进行疾病预防、治疗等。因此，病理医学会守卫人体从头到脚的每一个器官、每一片组织。

病理学是以“形态学”为基础的学问体系。形态学就是通过仔细观察形状来考虑问题的学问。也就是说，用我们的肉眼去探求，去分析、比较哪里是正常的哪里是异常的。19世纪显微镜的发明是一个飞跃性进步。但肉眼所看到的要比显微镜下看到的微观画面更加重要。

日本著名的医学小说《白色巨塔》（［日］山崎丰子著）中出场的病理学家大河内教授说道：“所谓医学，就是从病理出发，又回归病理的学问。”

病理学是基础医学，也是通往临床医学的过渡学问。

最终诊断往往是病理学诊断，因此病理医生对于临床医生来说，就好像是“医生的医生”。

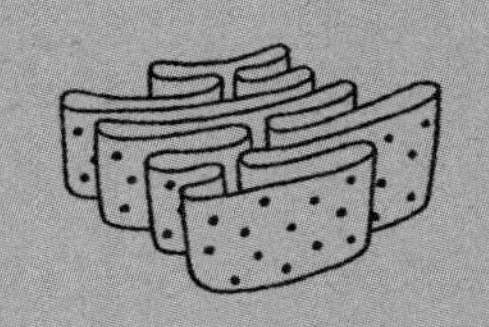

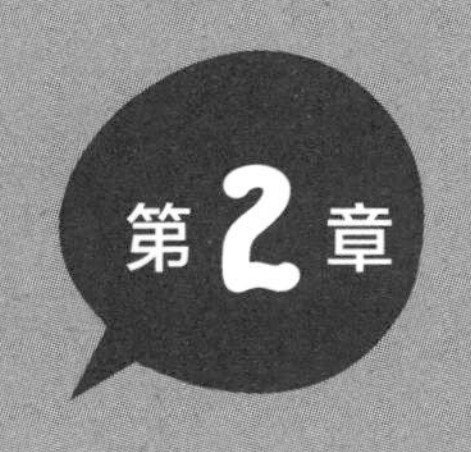

第2章

变身！战斗细胞具有的惊人能力

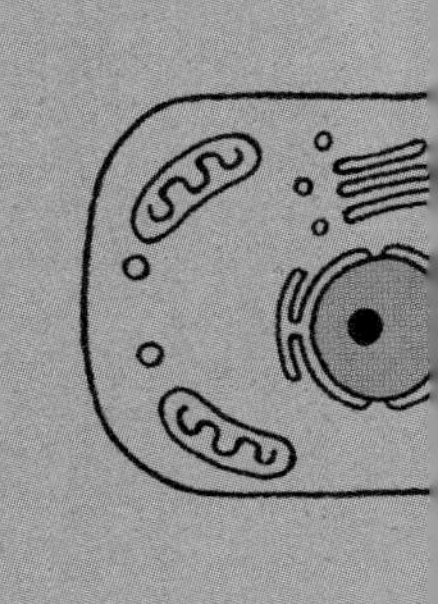

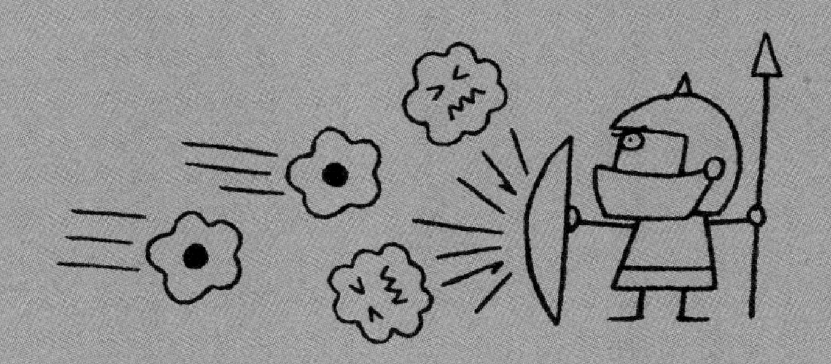

当细胞面对身体损伤时，

会变身成不同的形态来战斗，以保卫我们的身体。

让我们来看看它们神奇的能力吧！

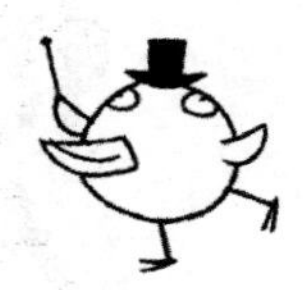

细胞为了生存会转变形态

细胞肥大、增生、萎缩、化生

当我们的身体受到刺激或损伤时，细胞就会变大、增多、变小或改变形态等，拼尽全力去战斗。

细胞的适应现象体现在很多方面。

肌肉细胞本身是不会分裂的。但是我们都知道，进行肌肉训练可使得肌肉变大。但其实，细胞的数量并没有增多，而是细胞增大导致肌肉随之变大。**而细胞增大的现象就叫作肥大。**

另一方面，女性在怀孕时乳房增大则是由细胞数量增多导致的。女性怀孕时，乳腺细胞在激素的影响下分裂，生成更多细胞，而细胞本身并没有变大。**这个细胞增多的过程叫作增生。**

以上两个例子都不属于疾病，因此这种情况叫作生理性肥大、生理性增生。疾病引起的状态称为病理性。

比如高血压患者心脏加压时，心肌细胞就会肥大。因为此时心脏处于病态，心肌细胞通过肥大来保证心脏机能。这就叫作病理性肥大（心脏肥大）。

与肥大相反，“萎缩”是细胞变小的过程。而脏器随着细胞变小而变小的过程叫作脏器萎缩。

长期不运动会导致肌肉变小。这样的萎缩叫作废用性肌萎缩

（肌肉萎缩、骨萎缩）。伴随老化的萎缩是生理性萎缩，也被称为老年性萎缩。

此外，还有营养不良性萎缩、压迫性萎缩、神经性萎缩等。细胞萎缩时，细胞器会被细胞消化掉，细胞体积逐渐变小。因此，细胞萎缩不仅是体积变小的过程，而是细胞消化吸收自己的一部分转化成能量，来勉强维持一个饥饿的状态。这被称为自噬作用。2016年，日本大隅良典博士发表了“在细胞自噬机制方面的发现”，并获得诺贝尔生理学或医学奖。

最后，还有一种叫作“化生”的细胞后天性质变过程。最有代表性的例子就是，气管黏膜的柱状上皮组织长期受吸烟的刺激变为鳞状上皮组织的现象。

细胞会在受到不同刺激的情况下采用不同的变身方式，而刺激源头消失后，细胞还会恢复成原来的状态，真是令人震惊。

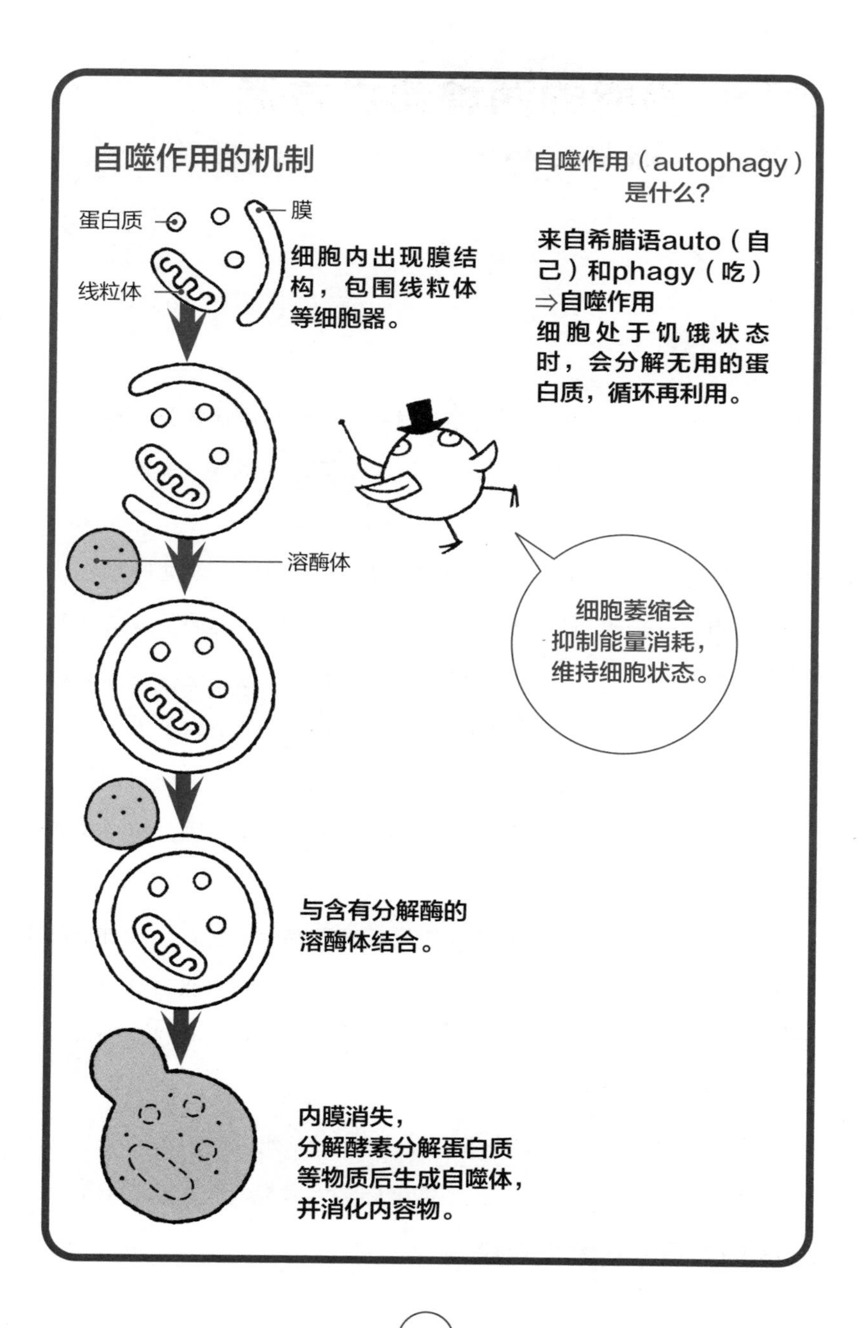
自噬作用的机制
蛋白质
膜
线粒体
细胞内出现膜结构，包围线粒体等细胞器。
溶酶体
与含有分解酶的溶酶体结合。
内膜消失，分解酵素分解蛋白质等物质后生成自噬体，并消化内容物。
自噬作用（autophagy）是什么?
来自希腊语auto（自己）和phagy（吃）
⇒自噬作用
细胞处于饥饿状态时，会分解无用的蛋白质，循环再利用。
细胞萎缩会抑制能量消耗，维持细胞状态。

细胞的两种死亡方法

细胞凋亡与细胞坏死

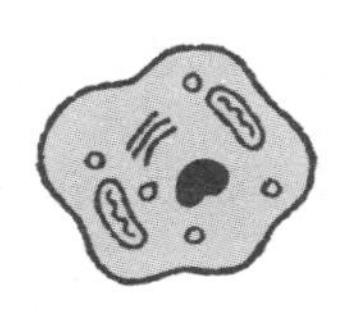

细胞也是有寿命的，死亡方式有细胞凋亡与细胞坏死两种。

“凋亡”本来是形容枯叶一片片落下死亡的词语，在这里用于表示有管理性、有序性的细胞死亡（自杀、自然死亡）。

细胞静悄悄地死去，随后会被巨噬细胞吞噬。就如同现在人们流行的“死前准备”一样，细胞会将其内部物质加工成能再利用的物质并慷慨赴死。手、脚发育时就会经历这个过程。除去以后会长手指的地方，手部其他细胞就要死亡，这是为了人们能长出正常的双手。如果此时细胞不发生凋亡，就会产生畸形的情况（并指症）。手部的发育机制本身就遵守这个程序，因此这个过程也叫作程序性细胞死亡。

细胞坏死就是细胞因受到了某种刺激和伤害而死亡。比如脏器没有收到足够的血液时，会呈现缺氧状态，脏器的细胞这时就会坏死。氧气不足时，某些脏器的细胞就会以肉眼都能观察到的程度大量坏死。在脏器层面我们称之为“梗死”。

坏死的细胞没有时间去做“死前准备”，死后其内容物会向周边流动，引发炎症。也就是说，细胞坏死发生就会引发炎症反应。在这种状态下，白细胞会开始工作。

最后，白细胞和组织中的巨噬细胞就会吞噬和消化坏死细胞和细菌。

大部分脏器在梗死发生后很快就变硬，形态学称之为**凝固性坏死**；而坏死部位变软并溶解的情况叫作**液化性坏死**。

基本所有脏器都是凝固性坏死，唯有脑梗死是液化性坏死。**脑软化（脑梗死）**也因此得名。

除了死亡方式，**另一个不同点就是“坏死”只出现在病理性状态，而“凋亡”既可以出现在病理性状态，也可以出现在生理性状态。**

骨细胞寿命大约为10年，肌细胞为6—12个月，红细胞为3—4个月，皮肤细胞为20—30天，消化器官的上皮细胞为1天。

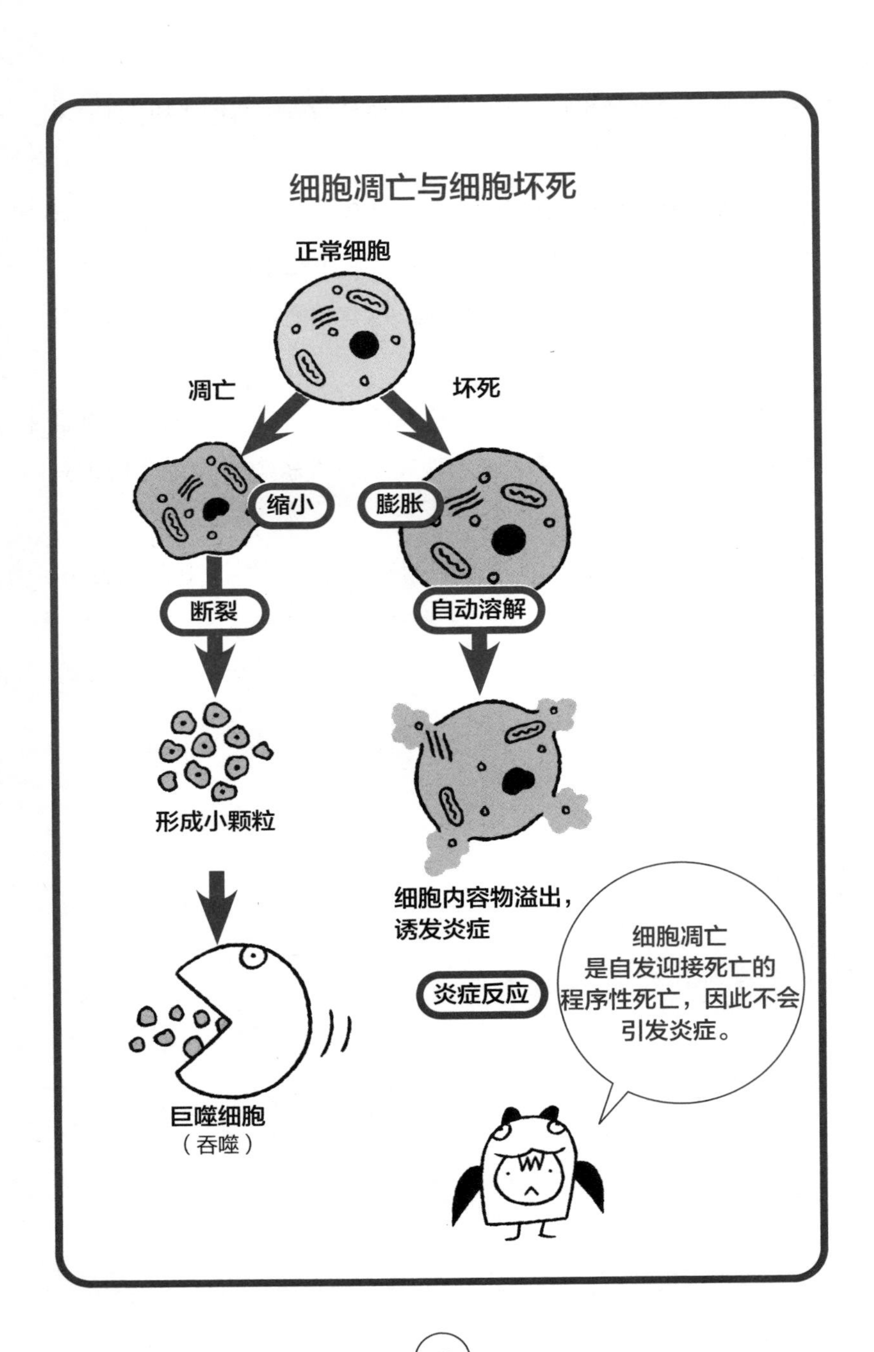
细胞凋亡与细胞坏死
正常细胞
凋亡
坏死
缩小
膨胀
断裂
自动溶解
形成小颗粒
细胞内容物溢出，
诱发炎症
炎症反应
巨噬细胞
（吞噬）
细胞凋亡
是自发迎接死亡的
程序性死亡，因此不会
引发炎症。

身体的防卫队：免疫细胞

充分发挥吞噬作用的巨噬细胞

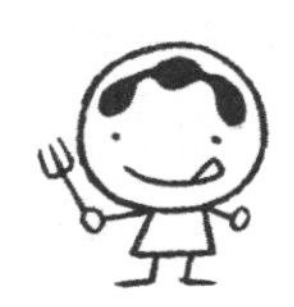

免疫细胞存在于血液、淋巴中，可以识别侵入体内的异物、病原体或体内生成的肿瘤细胞等，并引发免疫反应，进行攻击。

免疫细胞有淋巴细胞、中性粒细胞、巨噬细胞、树突状细胞等。

淋巴细胞中，白细胞占30%，淋巴液中几乎都是淋巴细胞，这是免疫系统中至关重要的细胞。其中包括来自骨髓的B细胞，来自胸腺的T细胞和NK细胞（自然杀伤细胞）、NKT细胞（自然杀伤T细胞）。

中性粒细胞在白细胞中百分比最高，占了50%—60%，是专门吃掉进入体内可疑细胞的“大胃王”。平时，中性粒细胞在血管中随着血液流淌，但当被巨噬细胞呼叫时，就会迅速移动出血管，第一时间到达“战场”。

负责侦察病原体入侵的**巨噬细胞**，正如它的名字，身体恰似一条巨大的变形虫，见到病原体会瞬间吞下，因此也被人们称为“**大胃王细胞**”“**贪吃细胞**”。同时，巨噬细胞还会产生一种叫作细胞因子的物质，通知其他免疫细胞有病原体侵入，并一同处理异常细胞。

巨噬细胞源自单核细胞，在骨髓中成熟后进入血液，可进入各种脏器来传递吞噬细胞或免疫信息。

有一种病原体，即使被巨噬细胞吃掉，也能继续生存。文身就是利用了这个性质。文身的色素会被皮肤组织中的巨噬细胞吃掉，随后永久地停留在原地。重度吸烟者的肺部呈黑色，也是由于碳粉被巨噬细胞吞噬后累积在原地造成的。

树突状细胞分布在皮肤、淋巴结、胸腺等位置，是来自骨髓的非淋巴系细胞。与巨噬细胞不同，树突状细胞不具有吞噬功能，而是与T细胞一起引发免疫应答环节。换句话说，树突状细胞是免疫团队的领头羊。

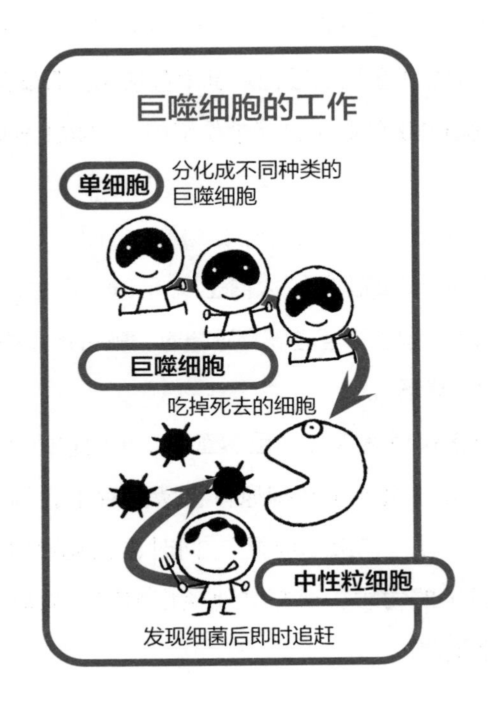

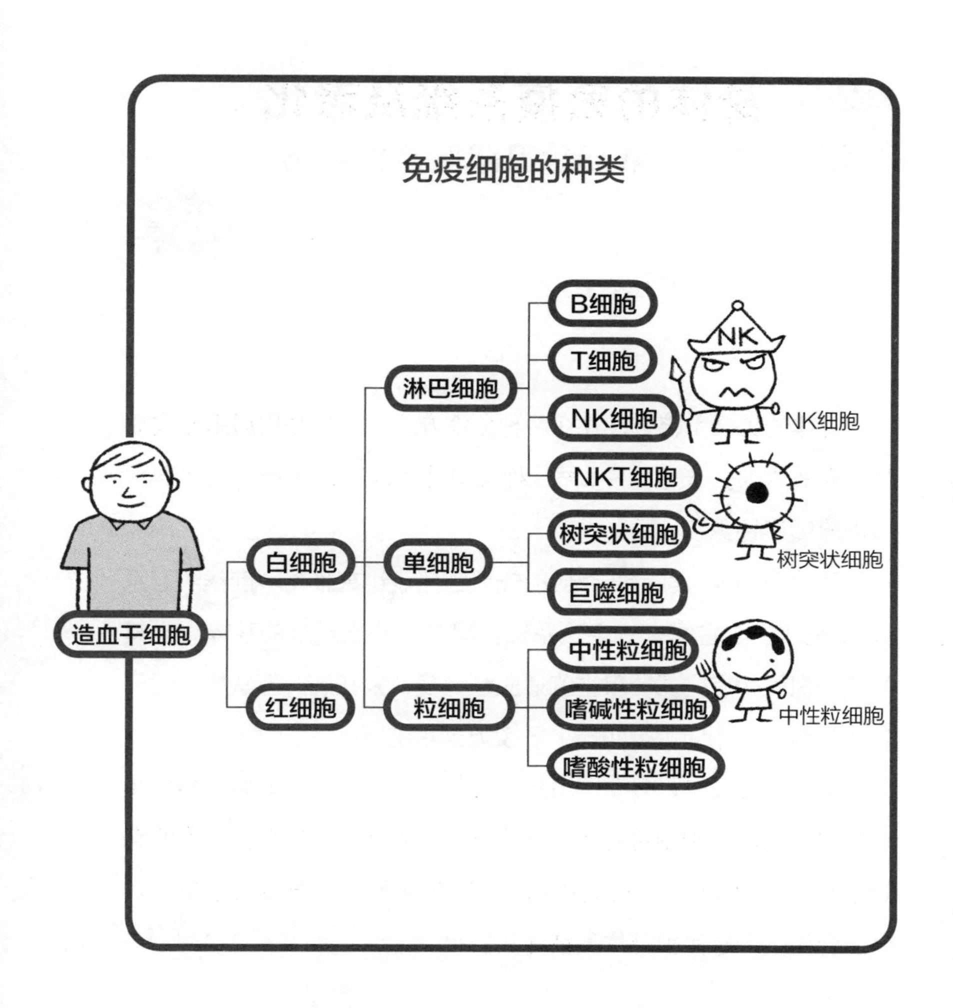
免疫细胞的种类
造血干细胞
白细胞
红细胞
淋巴细胞
单细胞
粒细胞
B细胞
T细胞
NK细胞
NKT细胞
树突状细胞
巨噬细胞
中性粒细胞
嗜碱性粒细胞
嗜酸性粒细胞
NK
NK细胞
树突状细胞
中性粒细胞

身体的免疫系统及老化

前线部队与后卫部队合作攻击

身体的免疫系统中，存在两种免疫方式：一种是用通用方式对待所有敌人的先天性免疫；另一种是对待不同敌人采用专门武器来防御的适应性免疫。

面对一切敌人都最快反应的先天性免疫也被称为“前线防卫系统”，是我们与生俱来的免疫系统。记住曾经出现过的敌人，当其再度现身时用专门武器攻击的适应性免疫，会在前线部队失守时开始发挥作用，因此也被叫作“后续防卫系统”。

适应性免疫中，有专门用抗体对付抗原（敌人）的体液免疫和记住敌人的淋巴细胞进行杀伤攻击的细胞免疫。参与细胞免疫的有T细胞，参与体液免疫的有B细胞。这两种免疫系统会根据情况来分工合作，一起保护身体不被外敌侵犯。

淋巴细胞中的T细胞可分为三种：辅助性T细胞、杀手性T细胞和抑制性T细胞。杀手性T细胞与杀伤、排出感染病毒的细胞或癌细胞的细胞免疫相关。辅助性T细胞负责应答抗原刺激，是调配其他免疫细胞的司令部。

B细胞是能生产抗体这种特殊武器的细胞。抗体是使得特定敌人失效的，类似箭、导弹一类的东西。抗体只能对特定的敌人发挥作用，且不会影响周边的物质。可即使是这么优秀的防御系统，也逃不过老化的命运。**成熟期以后，脏器机能会随着年龄的增加而低下，越来越难以维持其稳态直至死亡的过程就是“老化”。**稳态就是无论外部环境如何变化，生物体内部的体温、血压以及化学内容物都保持一定的状态。使T细胞成熟、分化的免疫器官是**胸腺**，胸腺在人10岁左右是最大的，重达35g，而随着年龄增加，逐渐被脂肪组织替代，最终只剩下零星分布的极少部分。因此，淋巴细胞（T细胞、B细胞）的机能低下，其抑制恶性肿瘤的能力也随之低下。

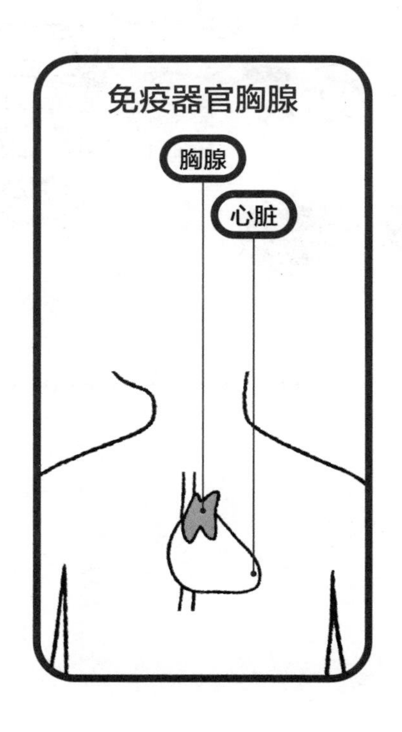

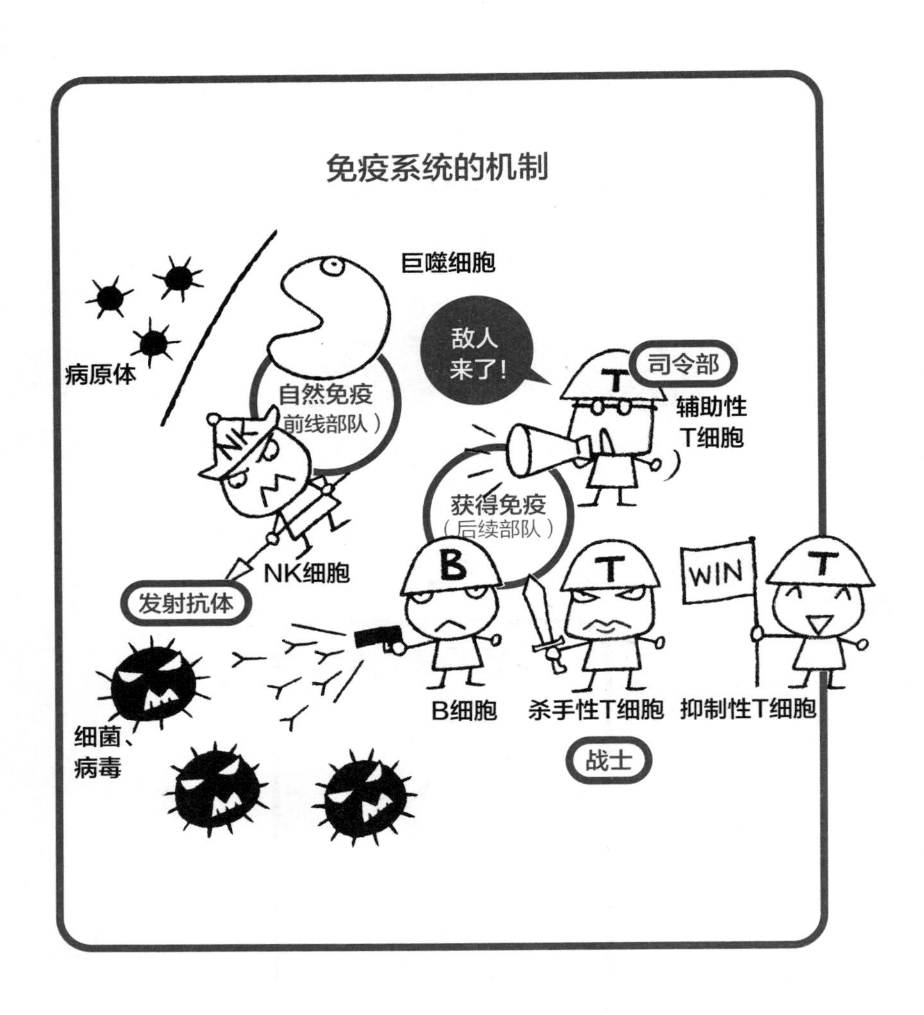
免疫系统的机制
巨噬细胞
病原体
自然免疫
（前线部队）
敌人
来了！
司令部
辅助性
T细胞
获得免疫
（后续部队）
NK细胞
发射抗体
B
T
WIN
T
细菌、
病毒
B细胞
杀手性T细胞
抑制性T细胞
战士

被誉为“生命车票”的端粒是什么

阻止细胞老化的酶：端粒酶

细胞的再生能力不仅与修复和再生相关，还决定了人类的寿命。老化是组织的再生能力随年龄增加而衰退的现象，如果失去再生能力的话，细胞会死亡，人的寿命也到头了。

1960年，一位名叫海佛列克的研究者发现，正常人类细胞在培养下，只能分裂50—60次。

时至今日，人们一直认为决定细胞再生能力的是“**端粒**”。**端粒是位于各个细胞染色体末端的DNA重复序列。在细胞分裂发生基因复制时，这段DNA重复序列会丢失一段，逐渐变短，而当端粒消失时，分裂就无法继续进行下去。**正因如此，端粒经常被比喻为“**生命车票**”，如果车票“余额”不足，细胞就无法继续分裂。**端粒上有一种叫作端粒酶的东西，负责延长端粒。**在端粒快要用完时，端粒酶可以制造出新的端粒，使分裂继续进行。但是，不会增殖、分化的正常体细胞，如干细胞和生殖细胞等，没有癌细胞那样的端粒酶。到达一定分裂次数后，端粒就会变短，无法继续分裂，这就叫作“**海佛列克极限**”。干细胞就是组织或脏器细胞的源头。**现在有一些研究者提出设想：如果可以抑制端粒酶的活性，也许就可以治疗癌症。**

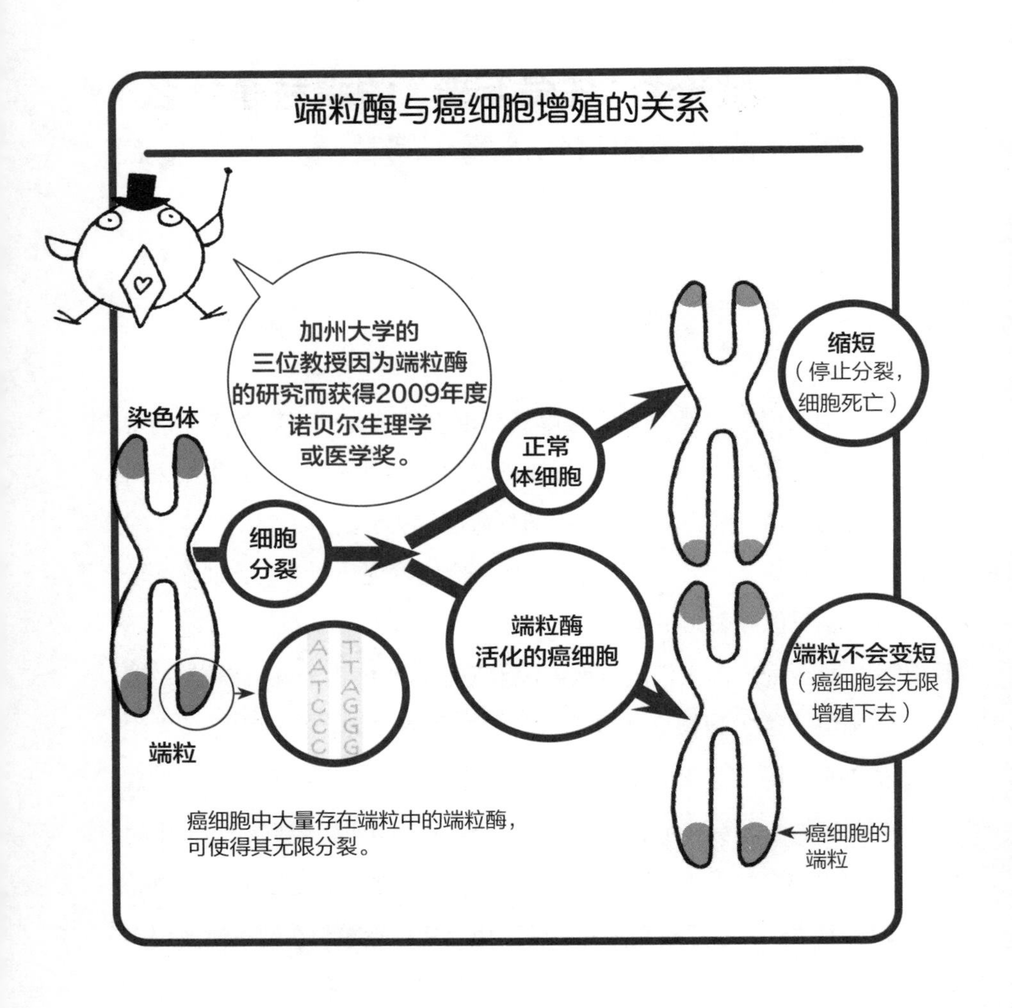
端粒酶与癌细胞增殖的关系
加州大学的
三位教授因为端粒酶
的研究而获得2009年度
诺贝尔生理学
或医学奖。
染色体
细胞
分裂
正常
体细胞
缩短
（停止分裂，
细胞死亡）
端粒酶
活化的癌细胞
端粒不会变短
（癌细胞会无限
增殖下去）
AATCCC
TTAGGG
端粒
癌细胞中大量存在端粒中的端粒酶，
可使得其无限分裂。
癌细胞的
端粒

端粒的长度表明细胞的老化程度

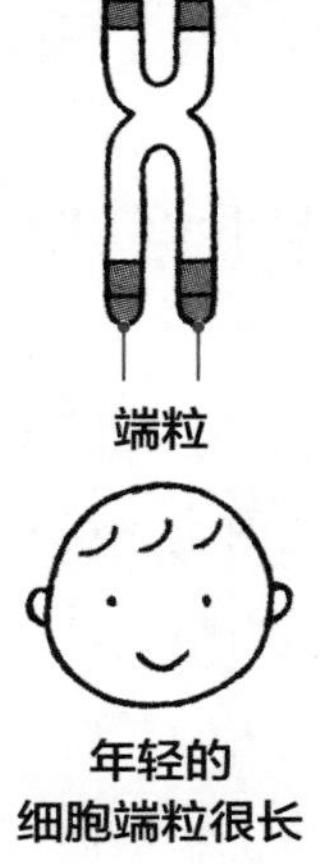

年轻的
细胞端粒很长

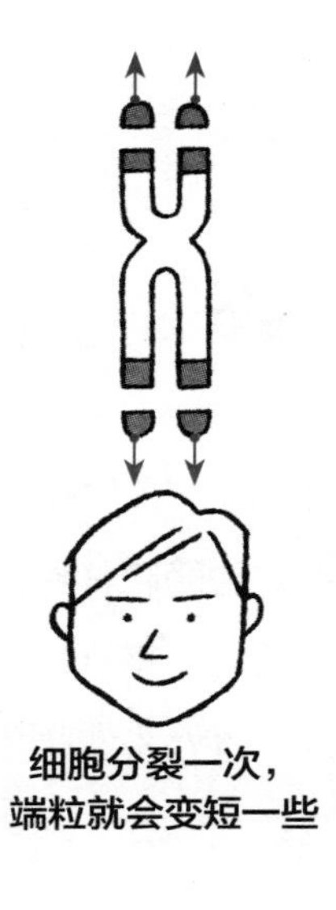

细胞分裂一次，
端粒就会变短一些

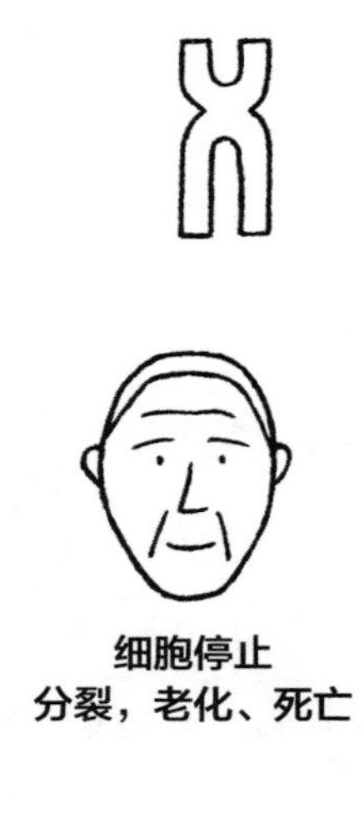

细胞停止
分裂，老化、死亡

16 长寿基因*SIRT1*
吃七分饱有助健康长寿

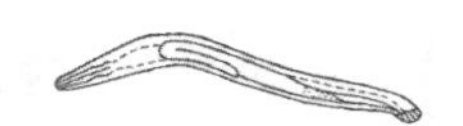

从哺乳类动物、昆虫再到单细胞生物，都存在着相通的生命现象，那就是老化现象。

在关于老化的研究中，有一种体长约为1mm、只拥有1000个体细胞、生活在土壤中的**秀丽隐杆线虫**，为重要的生命现象提供了巨大的帮助。因为从基因水平来看，这种线虫有很大可能与人类来自相同祖先。它的优点在于是细胞生物，且细胞数较少，寿命短，在短期内可看到效果，并且和人类的老化机制相似。后来，人们开始用“*Sirtuin*”这种长寿基因来对它进行实验。人们发现在**减少从酵母菌中提取的*Sir2*基因时，其寿命会变短，反之则寿命变长**。而人体中也存在和*Sir2*相似的基因，那么是不是它与我们的寿命也息息相关呢？

此外，**人们认为限制卡路里摄入与长寿和*Sirtuin*基因有着密切联系。因为，限制卡路里摄入可以使*Sirtuin*基因活化。**

美国某大学在关于普通猕猴的研究中，发现摄入平常卡路里的70%可以改善健康状态，但是并没有直接结果显示与延长寿命相关。

其实不用多说我们也明白，吃饭七八分饱，适当运动肯定是有益于人体健康的。

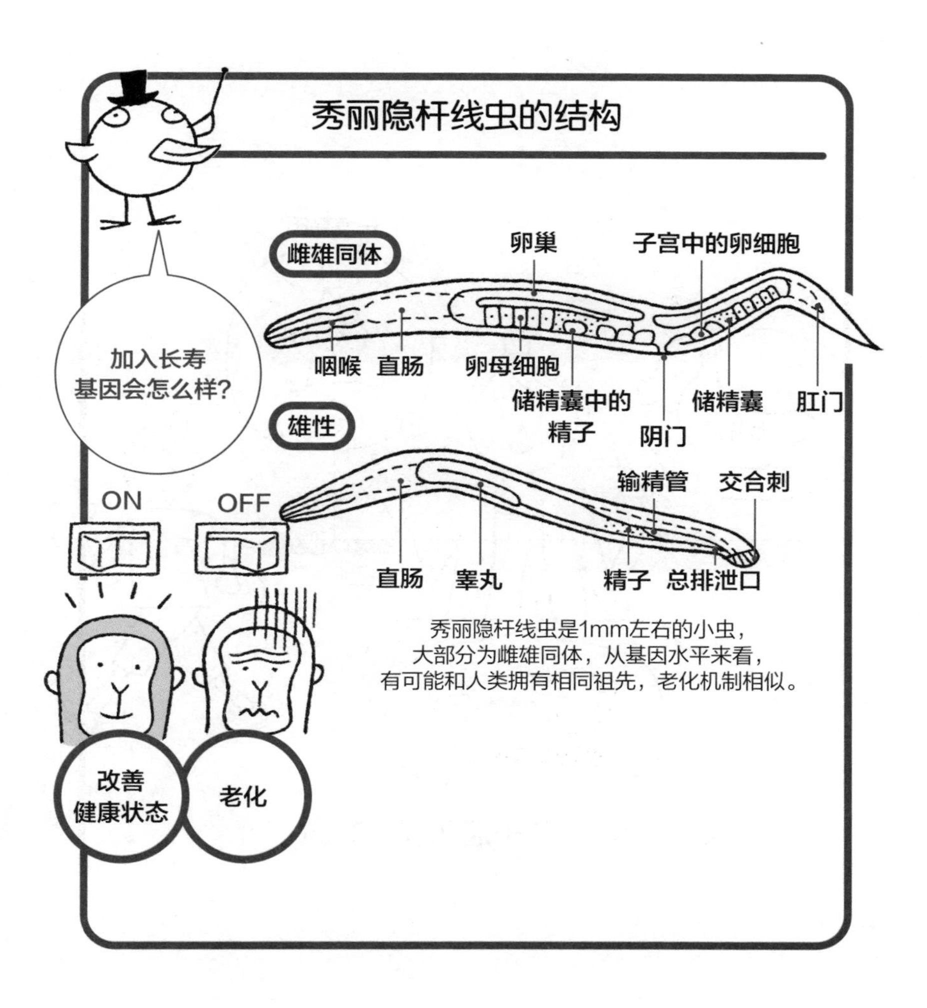

秀丽隐杆线虫是1mm左右的小虫，
大部分为雌雄同体，从基因水平来看，
有可能和人类拥有相同祖先，老化机制相似。

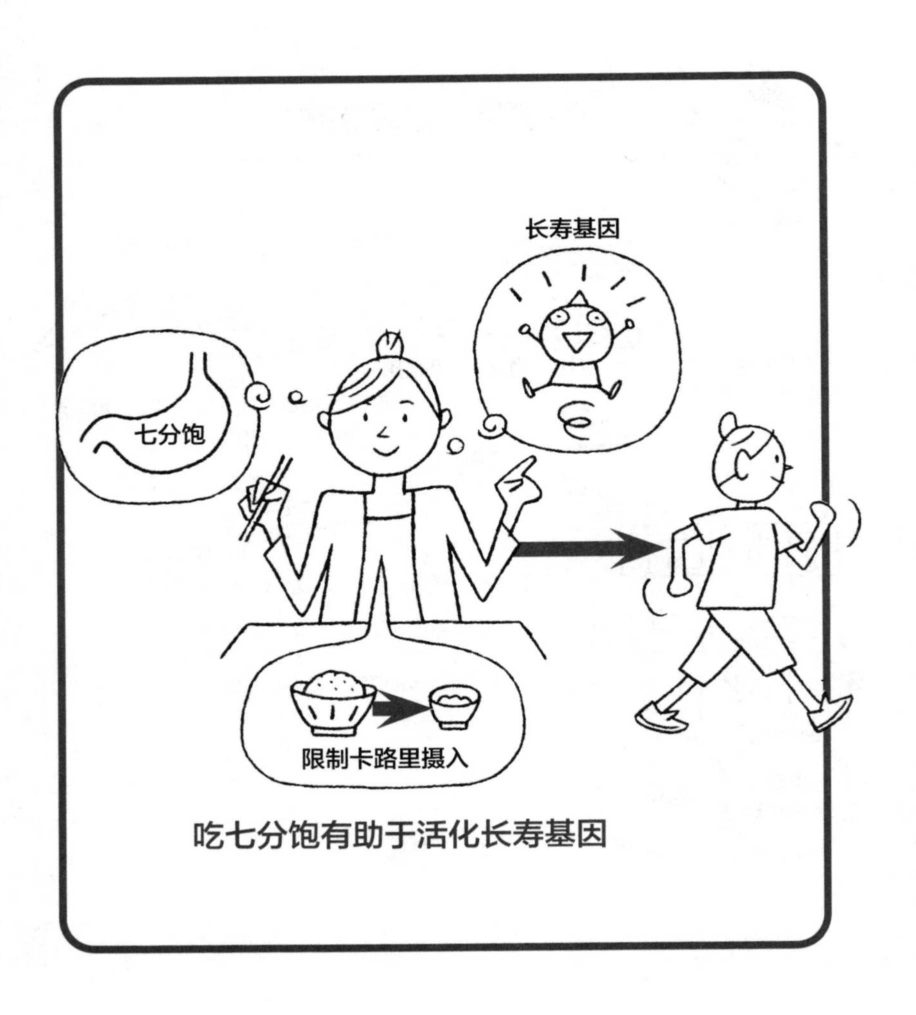

吃七分饱有助于活化长寿基因

17 iPS细胞的临床研究

iPS细胞与ES细胞的差异

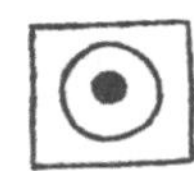

制造出“iPS”细胞的日本山中伸弥教授获得了2012年诺贝尔生理学或医学奖。

iPS细胞就是诱导性多能干细胞。“多能”意味着它能变成各种各样的细胞，“干细胞”意味着可以无限增殖，并成为其他细胞。

简单来说，iPS细胞就是可以从自己的皮肤上获得、可以成为各种细胞，也能无限增殖的万能细胞。

因为是万能细胞，所以它可以为那些角膜、脊髓、脏器损伤的人提供新的身体部位或脏器。除了iPS细胞，没有其他医疗手段可以提供如此不可思议的再生医疗服务了。

我们人类都是从一个受精卵发育而来的。山中伸弥教授在读“我们的手脚是如何从一个受精卵分化而来”的研究中受到了启发。

向细胞中导入4种遗传基因，就诱导细胞成为全能的诱导型多能干细胞，就是iPS细胞。

ES细胞是一种与iPS细胞相似的干细胞，在功能上不逊于iPS细胞。ES细胞是**胚胎干细胞**，而“胚胎”是指受精卵分裂6—7次时的细胞，也是形成胎儿前的细胞。

因此，胚胎在胎盘以外是拥有多能性的细胞，可如果一旦放回子宫，就可以发育为胎儿，会存在伦理问题。此外，ES细胞本身含有DNA，可能会引起身体的排异反应。

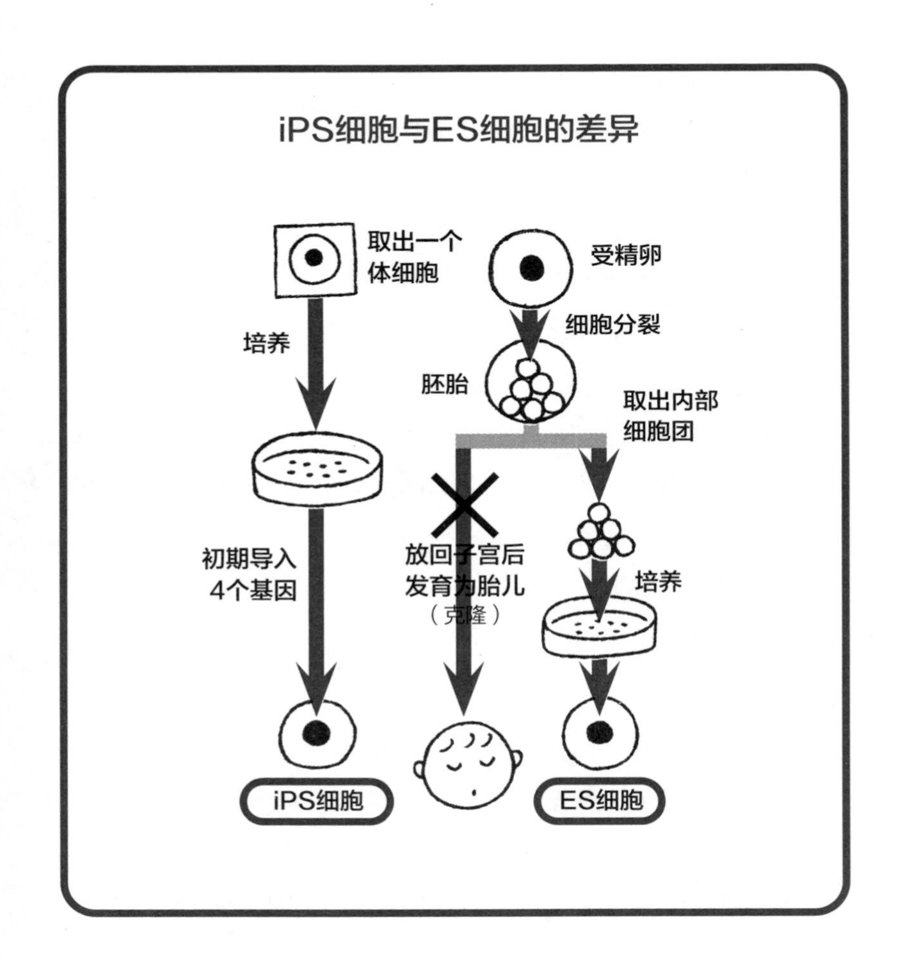

另一方面，iPS是通过培养自身细胞而生成的多功能细胞。因此，只要细胞正常运作，DNA是完全一致的，不存在排异反应。重要的是我们只是使用iPS细胞分化的细胞而已，不存在伦理问题。

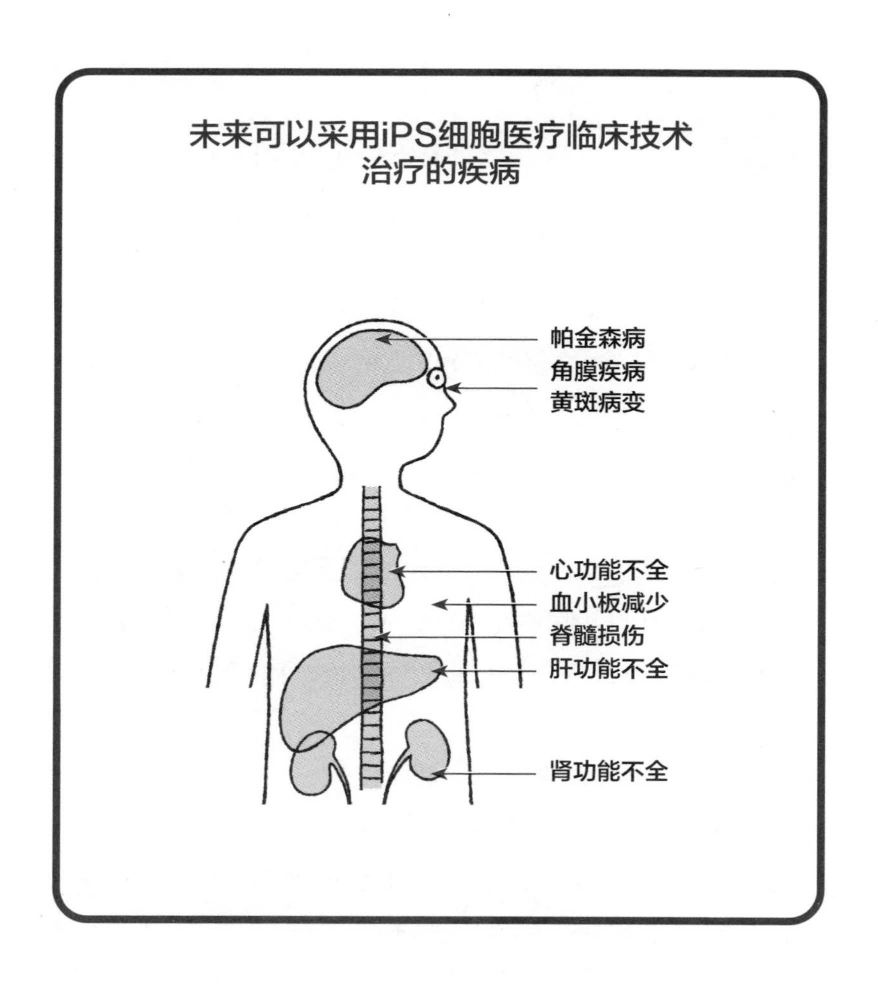

涡虫的分化与蜥蜴的尾巴

我们人类失去手脚后，不会再长出来新的，但某些动物是可以的。

其中最具代表性的生物就是蝾螈了。我们经常听到蜥蜴的尾巴断掉会再生，而蝾螈的手脚断掉后，只需几个月就可以长出来。只要是身体比较小的部分，哪怕是大脑，都可以再生。这个过程的机制是，曾经发育成肌肉的细胞全部变成全能的“干细胞”，将失去的部位再一次创造出来。

比蝾螈更厉害的是“涡虫”。涡虫的身体被切成200段后，依旧可以再生，最终会生成200只新的涡虫。像涡虫这样，干细胞生成其他细胞的过程叫作“分化”，将干细胞分化成目的细胞的过程叫“诱导分化”。涡虫本身就含有很多可以变成任何细胞的干细胞。

人类也是有干细胞的，只是皮肤就是皮肤，头发就是头发，不会发展成其他种类的细胞。因此，有学者就在思考：是不是也可以为人类创造出一种像涡虫这样的万能干细胞。也就是这个设想造就了iPS细胞的出现。

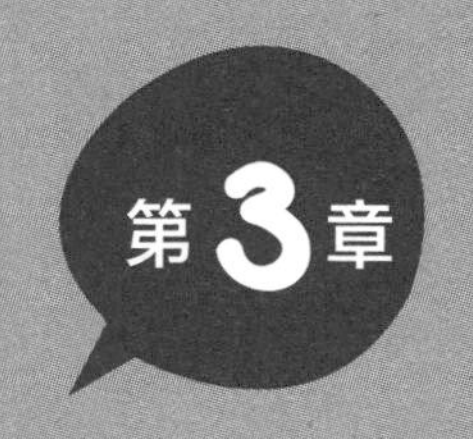

第3章

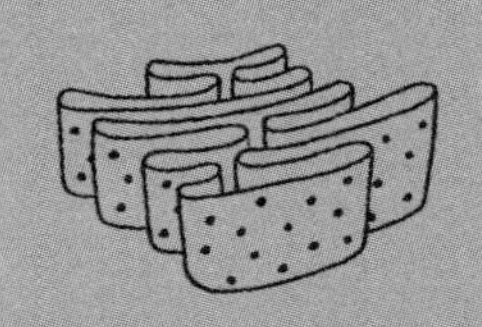

在体内循环的血液有何作用与能力

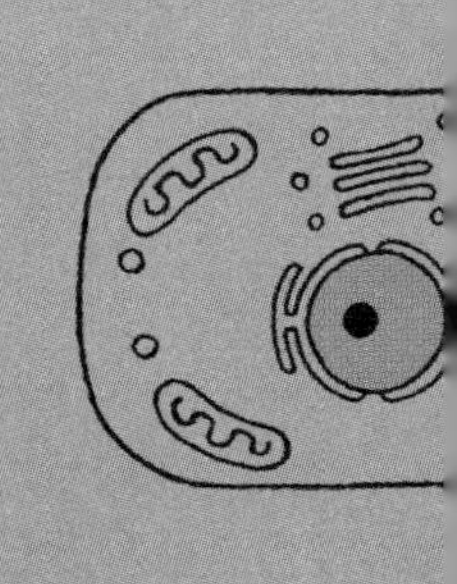

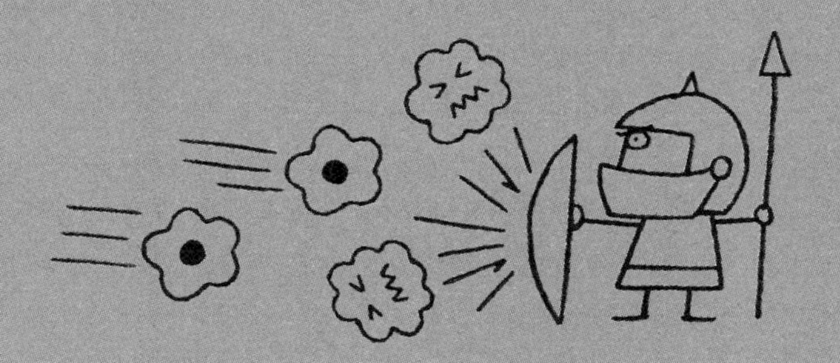

本章为大家介绍向全身各处运送氧气和营养、

与外敌奋力搏斗的血液。

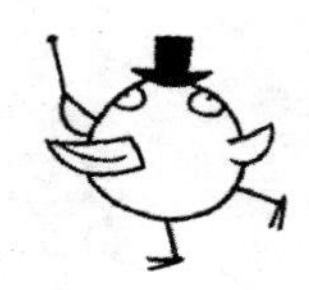

什么是血液

运输氧气与营养成分，回收老化物质与废物

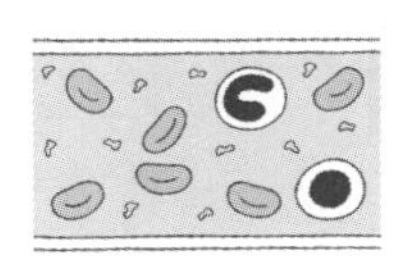

血液在遍布全身的血管中循环，是维持生命的重要一环。每个人体内循环的血液含量是不同的，大约是体重的十三分之一。血液中包括细胞成分红细胞、白细胞、血小板和液体成分血浆。

红细胞是血液中数量最多的细胞，它与血红蛋白结合向身体各个部分运送氧气和营养物质，并负责回收和排出二氧化碳、老化废物。我们身体中的血管总长度为10万千米，可以绕地球两周半。

其中大部分血管的直径约在一百分之一毫米，是只能让红细胞勉强通过的毛细血管。

白细胞负责攻击外部进来的细菌和病毒，抵御感染。血小板负责抑制出血。

血浆占血液成分的55%，其中大部分是水。血浆中包含一种叫作凝血因子的蛋白质，可以和血小板一起形成凝块，堵住伤口，使血液凝固。我们体内的水分占了三分之二（体重的60%—65%）。体内的水分叫作体液，体液的三分之一都在细胞外（细胞外液），而其中一部分就在血浆里。

血液的一项重要工作就是将这些水分运送到全身每个角落。如果血液失去水分，变得黏稠，就可能引发脑血栓或心梗（心肌梗死的简称），因此为了我们身体的健康，一定要保证每天补充足够的水分。

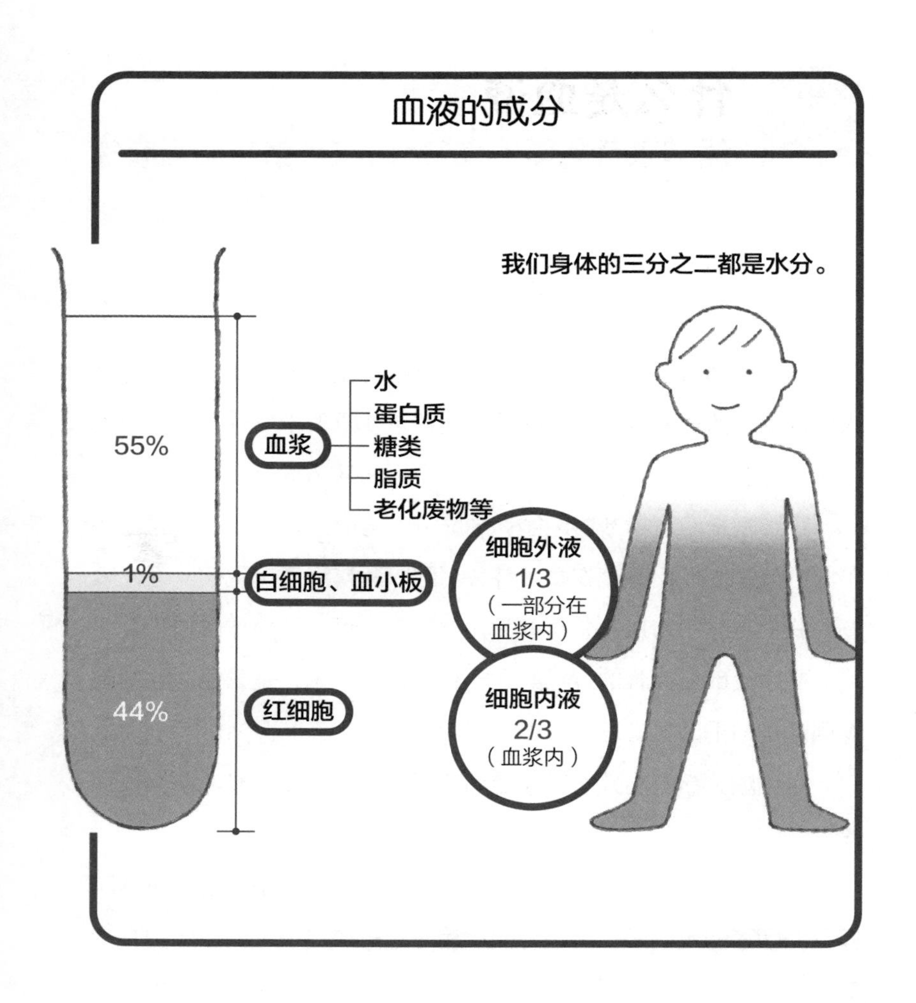
血液的成分
我们身体的三分之二都是水分。
55%
1%
44%
血浆
水
蛋白质
糖类
脂质
老化废物等
白细胞、血小板
红细胞
细胞外液
1/3
（一部分在
血浆内）
细胞内液
2/3
（血浆内）

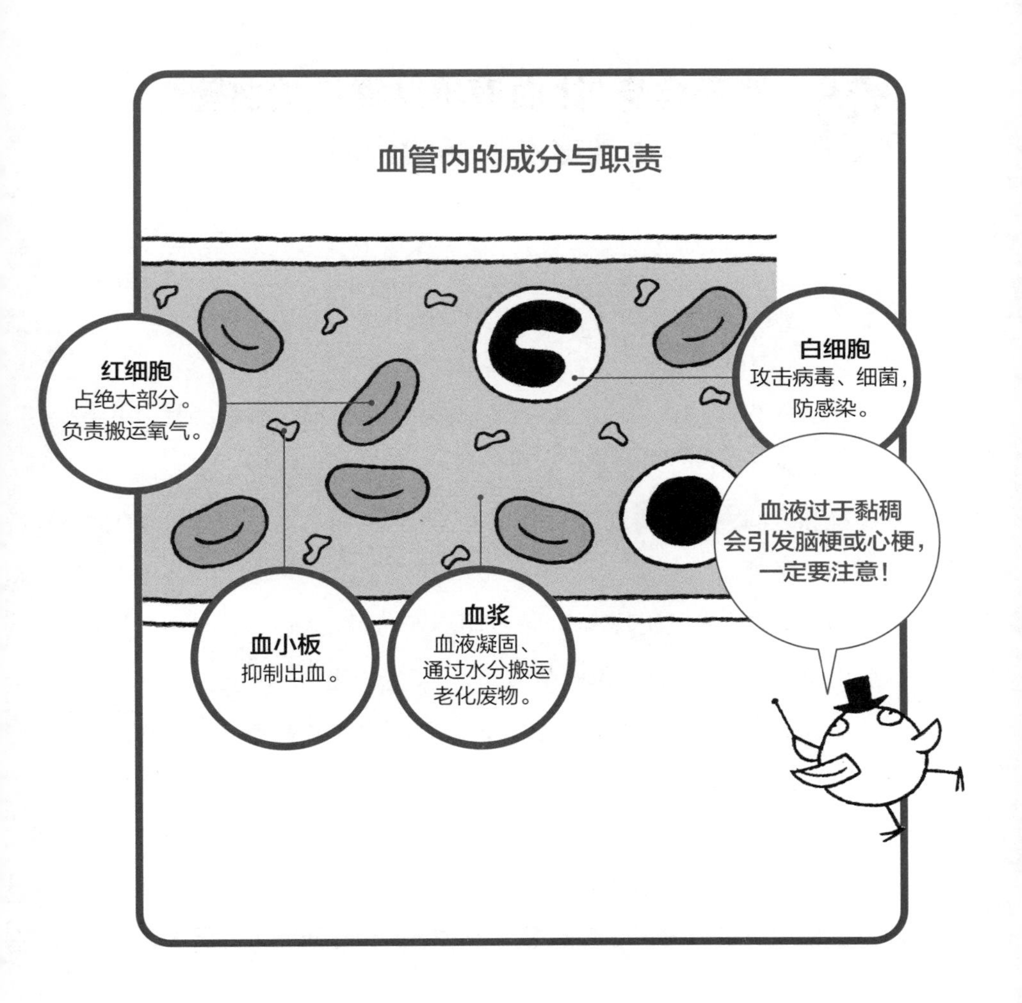
血管内的成分与职责
红细胞
占绝大部分。
负责搬运氧气。
白细胞
攻击病毒、细菌，
防感染。
血液过于黏稠
会引发脑梗或心梗，
一定要注意！
血小板
抑制出血。
血浆
血液凝固、
通过水分搬运
老化废物。

遍布全身、让血液得以循环的血管

血管老化是重大疾病的诱因

血管可分为三大类：一是运送血液离开心脏的血管**动脉**；二是负责回收二氧化碳并将血液送回心脏的**静脉**；三是存在于动脉、静脉之间，负责将动脉血中的氧气和营养物质送达身体末端的**毛细血管**。

向心脏输送氧气和营养物质的血管叫作冠状动脉。血管是由内膜、中膜和外膜构成的三层膜结构。

血管细胞老化后，细胞就会失去弹性，引发异常，其中动脉老化就是我们常说的**动脉硬化**。

老化的血管逐渐丧失弹性，而心脏送出的血液量却不会随着年龄的增加而变化。相同的血量在年老时就会变成压力，给变硬的血管增加更多负荷。**心脏收缩压（高压）和舒张压（低压）之差就是“脉压”，脉压大就代表有了动脉硬化。**

血管老化后可能会引起血管内膜受伤，这样一来血液中的多余脂肪胆固醇就会进入伤口，随后**巨噬细胞残骸聚集于此，形成斑块，这就是动脉粥样硬化。**老化会引起血管丧失弹性，而斑块会导致血管内侧狭窄，**负责向心脏运血的冠状动脉就会随之堵塞，造成缺氧或营养不足，出现伴随胸闷、疼痛的心绞痛。**

如果受到某种刺激，斑块发生破裂的话，身体就会自动形成血栓来修复伤口。而血栓可能会引起血管堵塞。冠状动脉被血栓堵塞就造成**心肌梗死**，脑的动脉被血栓堵塞就造成**脑栓塞**。

血管被血栓堵塞后，没有去处的血液可能会使脆弱的血管发生破裂。动脉是向心脏或大脑以及全身各处输送氧气和营养的重要部位，因此身体中所有的动脉都可能发生硬化。即使病名听起来是关于心脏或大脑的，但罪魁祸首其实是老化的血管。

高血压、糖尿病可以加速细胞老化。我们虽然不能阻止年龄增长，但为了减慢我们细胞的老化速度，一定要改变不健康的生活方式。

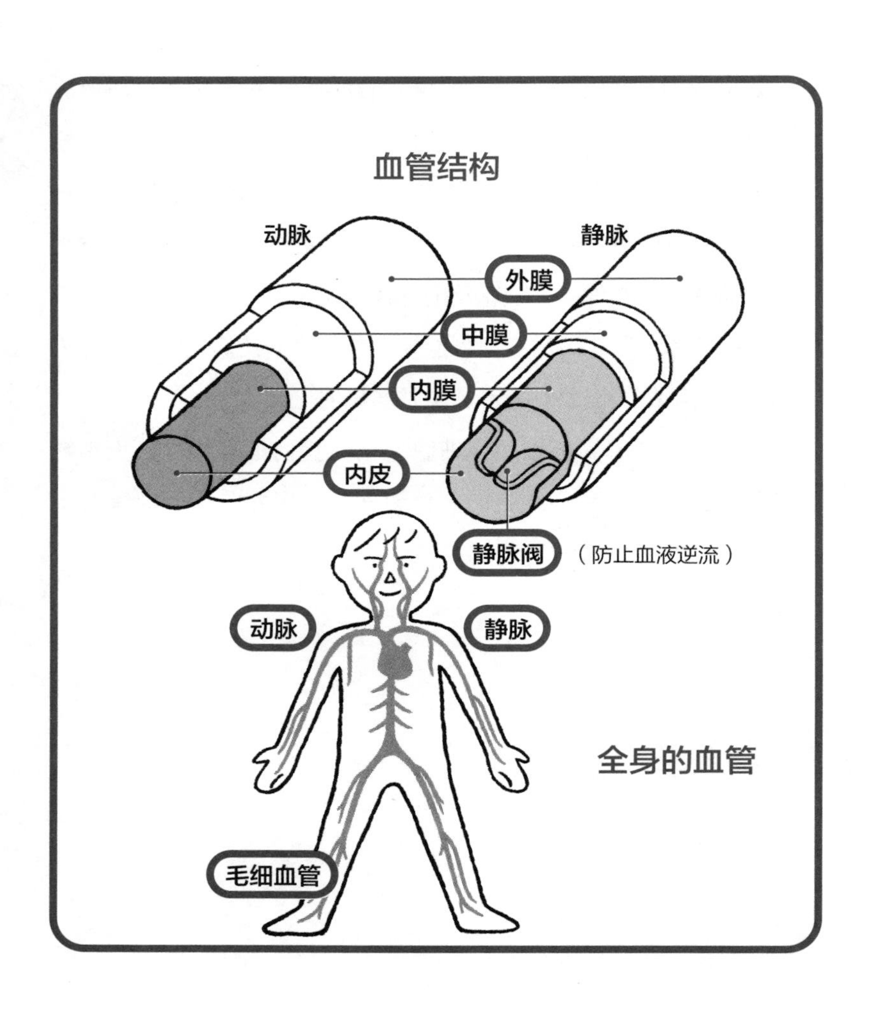
血管结构
动脉
静脉
外膜
中膜
内膜
内皮
静脉阀
（防止血液逆流）
动脉
静脉
全身的血管
毛细血管

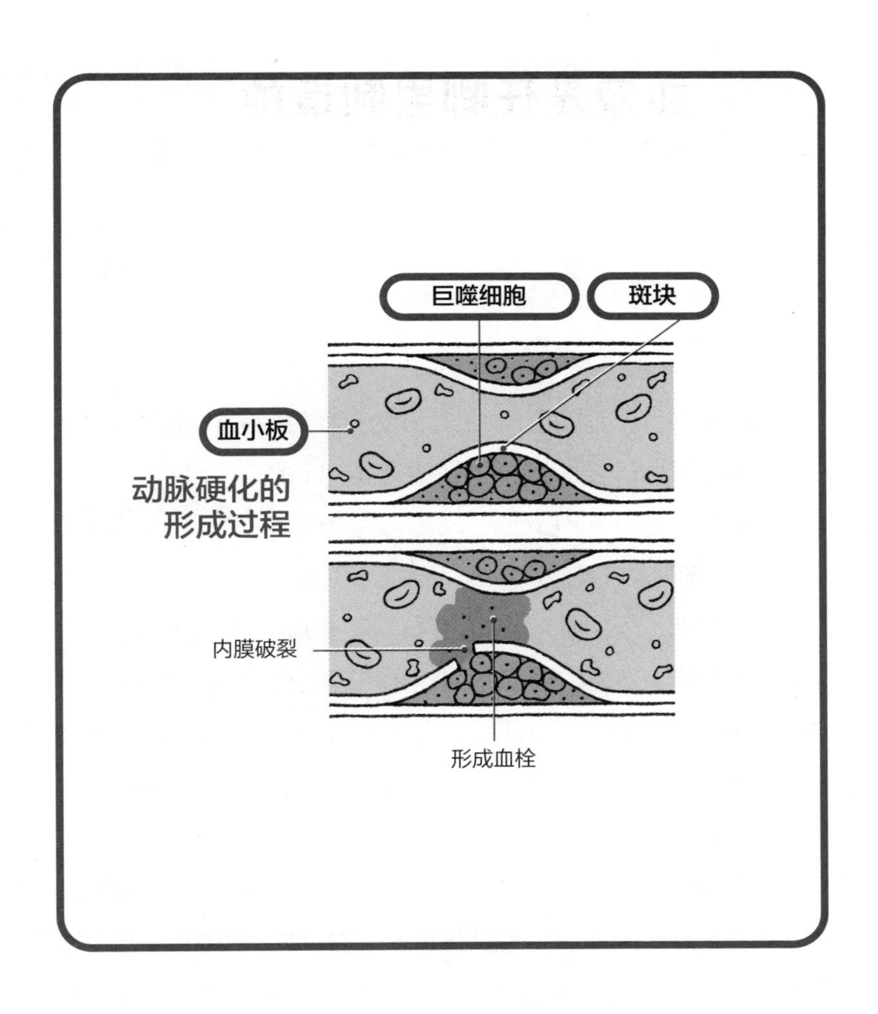
巨噬细胞
斑块
血小板
动脉硬化的
形成过程
内膜破裂
形成血栓

血液是在哪里制造的

大部分血液产生于骨头的中心部位“骨髓”

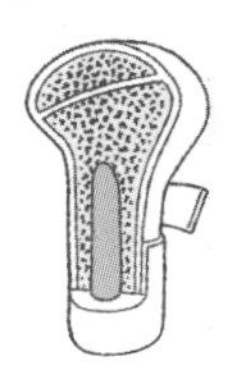

19世纪初，人们知道了血液是由位于骨头中心的骨髓制造出来的。不过血液中的某些成分并不是在骨髓产生的。

血液中的红细胞、白细胞、血小板是在骨髓中产生的，而淋巴细胞中的T细胞是在胸腺产生的。

婴儿时期，全身骨头的骨髓都参与血液制造，而长大以后，只有胸骨、脊椎、肋骨、骨盘这些位于体干中心位置的骨髓会制造血液。骨髓中约有1万亿个细胞，可每天产出2000亿个红细胞、1000亿个白细胞、1亿个血小板。这三种血细胞是由“造血干细胞”生产出来的。

造血干细胞位于骨髓中心部位的海绵状组织中，负责细胞增殖，可分化成红细胞、白细胞和血小板，并释放到血液中。这个过程就是造血过程。拥有造血功能的骨髓叫作红骨髓，是红色的。随着人体发育脂肪堆积会变成黄骨髓，失去造血功能。

白细胞可以分为粒细胞、单核细胞和淋巴细胞。淋巴细胞中的T细胞是骨髓的造血干细胞转移到胸腺，并在胸腺成熟的。胸腺在心脏稍靠上的位置，16岁时胸腺发育达到巅峰，16岁以后逐渐变小。

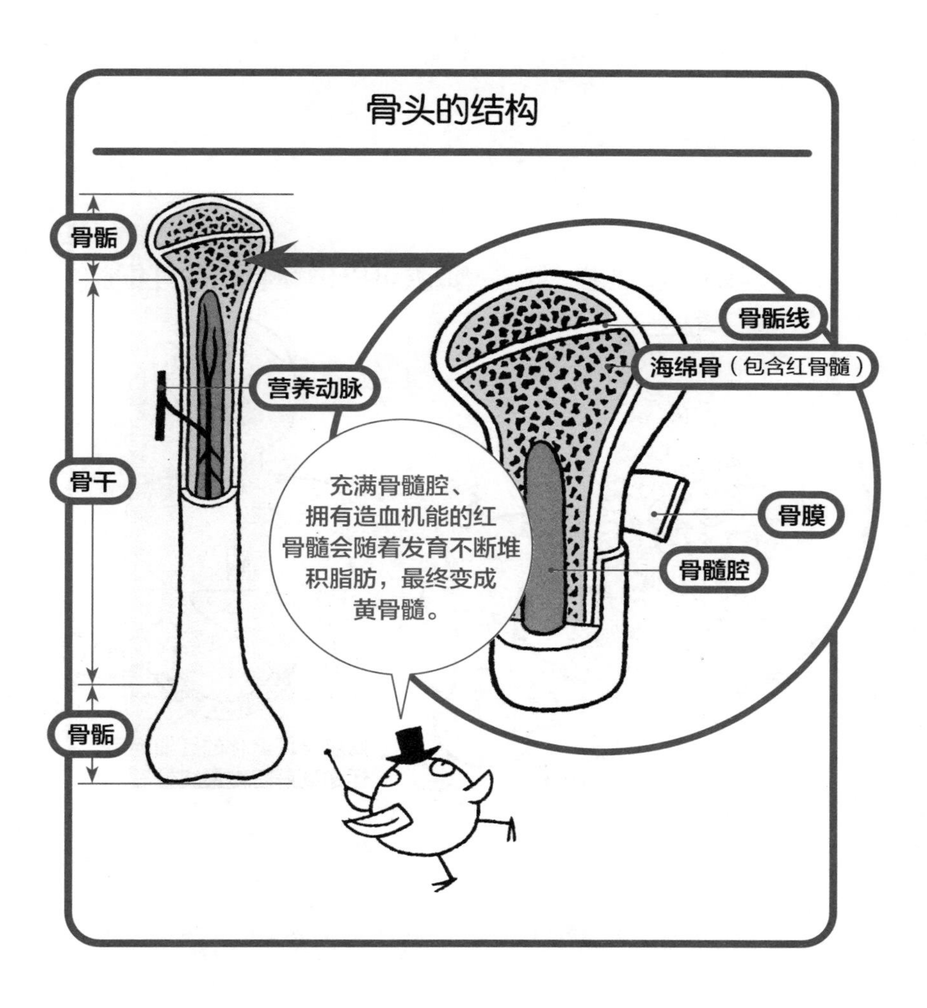
骨头的结构
骨骺
营养动脉
骨干
骨骺
骨骺线
海绵骨（包含红骨髓）
骨膜
骨髓腔
充满骨髓腔、
拥有造血机能的红
骨髓会随着发育不断堆
积脂肪，最终变成
黄骨髓。

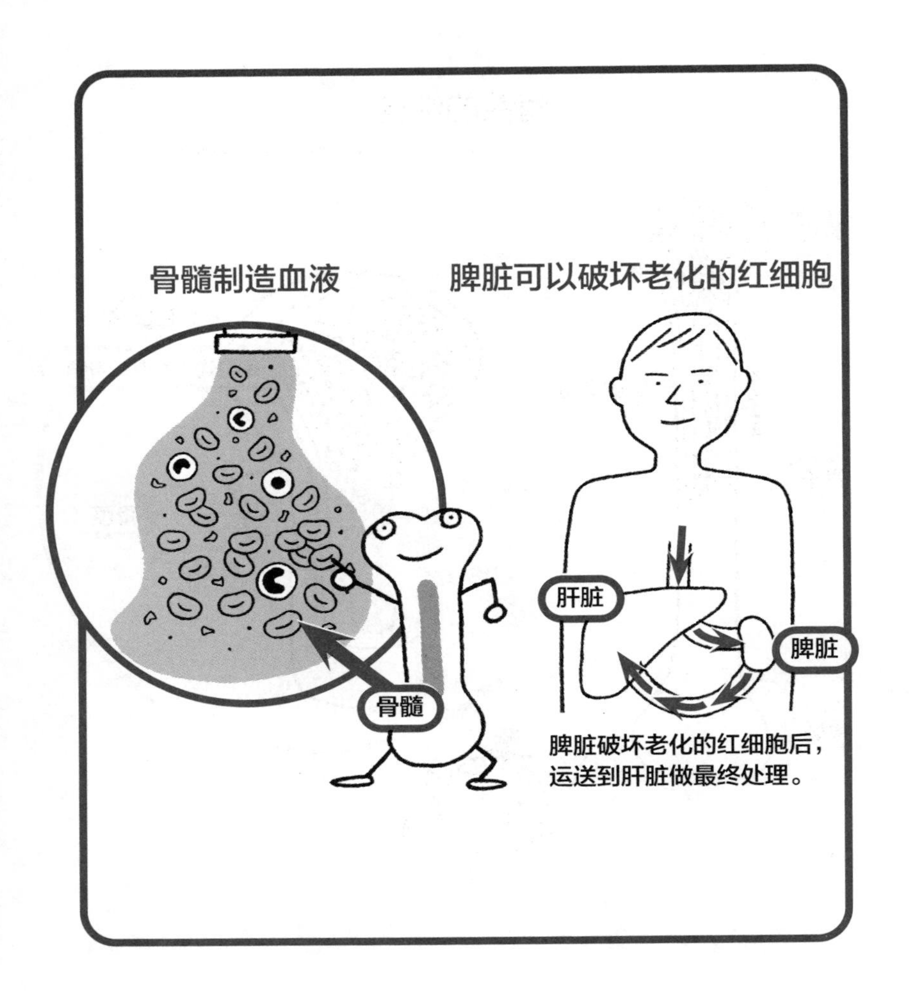
骨髓制造血液
脾脏可以破坏老化的红细胞
骨髓
肝脏
脾脏
脾脏破坏老化的红细胞后，
运送到肝脏做最终处理。

氧气的搬运工：红细胞

红细胞拥有可以自由改变形态的“血红蛋白”

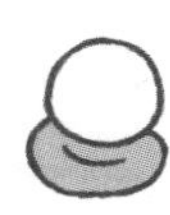

红细胞负责搬运氧气、排出老化废物等，是保障身体健康的重要组成部分。红细胞占血细胞的96%，其中所含的血红蛋白承担了搬运氧气的职责。

我们都知道血液是红色的，而这个红色就来源于血红蛋白的红色素。红细胞的寿命约为120天。这里的寿命指的是从骨髓制造出来到脾脏破坏之间的时间长度。如果破坏与生产的平衡被打破，那么人体就会陷入病态。

红细胞在有核红细胞（红细胞的初期阶段）释放出细胞核，形成若干网织红细胞，随后形成成熟的红细胞，并进入血液。

脱核可以提高红细胞搬运氧气的机能。因为失去细胞核以后，红细胞细胞容积增大，可以容纳更多与氧气结合的血红蛋白，并且整个细胞呈圆饼形，表面积增大，使得“气体交换”更有效率。

毛细血管直径约为5μm，红细胞直径为7—8μm，平均厚度为1.7μm。因此红细胞为了通过比自己直径还小的毛细血管，会进行折叠来改变形状。

一个成人如果因动脉出血失去全身血液的三分之一时，就会濒

临死亡；如果失去二分之一以上，心肺就会停止工作。每一滴血液都有着它的神秘职责与功效。

红细胞

红细胞的脱核

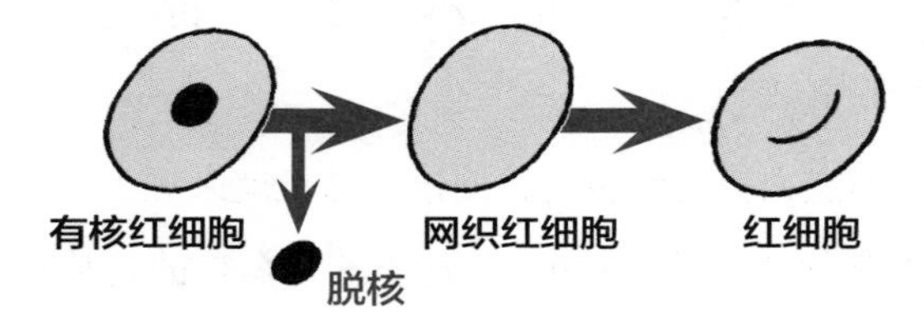

未成熟的血细胞（有核红细胞）**不会直接从骨髓进入血液，而是经过脱核形成网织红细胞，成熟变为红细胞后才进入血液。**

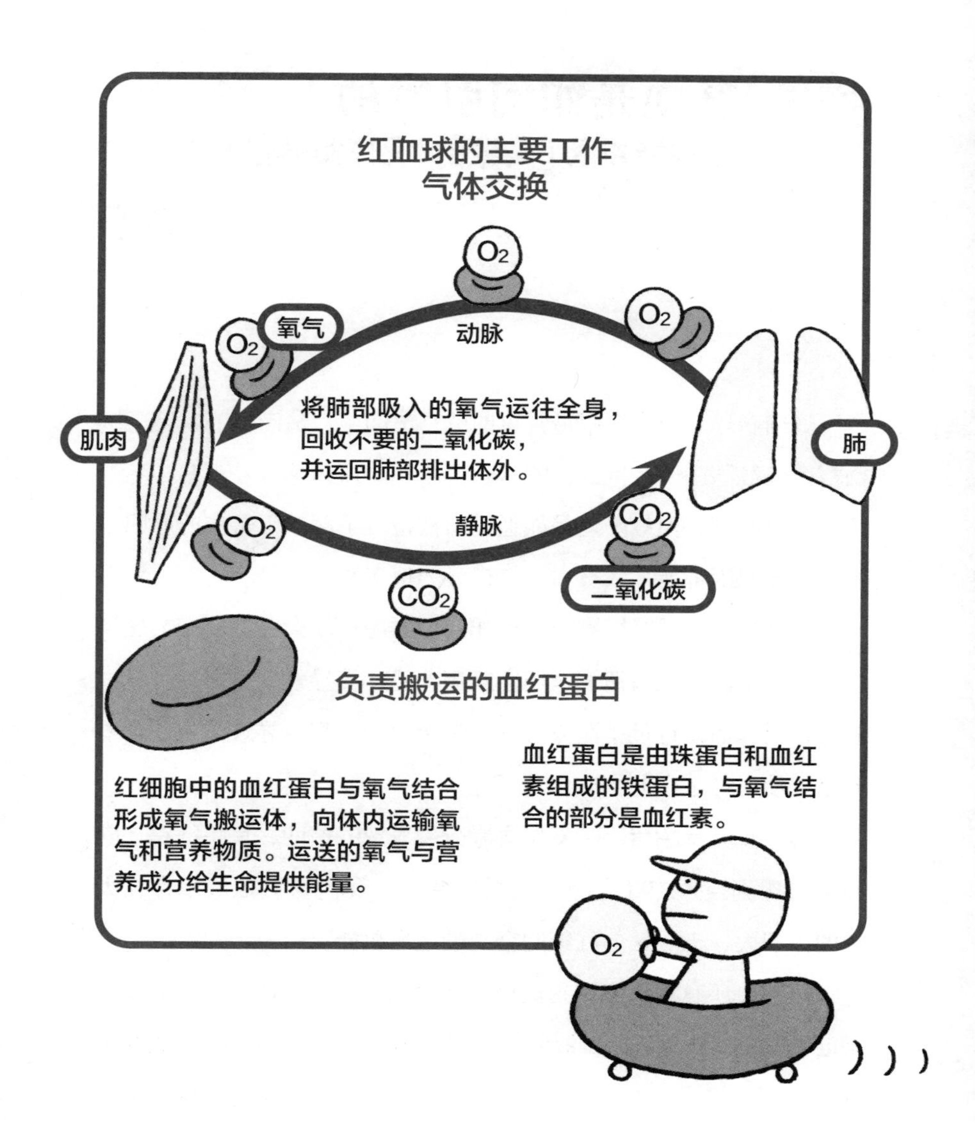
红血球的主要工作
气体交换
O_2
O_2
氧气
O_2
动脉
肌肉
将肺部吸入的氧气运往全身，
回收不要的二氧化碳，
并运回肺部排出体外。
肺
静脉
CO_2
CO_2
二氧化碳
CO_2
负责搬运的血红蛋白
红细胞中的血红蛋白与氧气结合形成氧气搬运体，向体内运输氧气和营养物质。运送的氧气与营养成分给生命提供能量。
血红蛋白是由珠蛋白和血红素组成的铁蛋白，与氧气结合的部分是血红素。
O_2

贫血是如何引发的

造血能力低下·导致的“再生障碍性贫血”

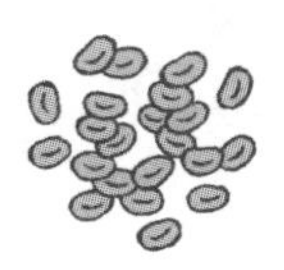

红细胞导致的疾病中最常见的就是**贫血**了。**贫血指的是红细胞数量或血红蛋白低于标准值的状态。**虽然贫血和感冒差不多，不是什么严重的病，但最好还是能通过血液检测了解一下贫血的原因。因为很多原因都能导致贫血，贫血分为很多种。

缺铁性贫血是红细胞中的铁和血红蛋白不足导致的贫血，是最常见的类型。消化道溃疡、子宫肌瘤、癌症等导致的出血、月经过多等，引起的铁过量排泄或含铁食物摄取不足都会导致体内铁含量不足，使血红蛋白的合成出现问题。

恶性贫血是由骨髓中发生异常分裂导致的贫血，其特征是在血液中可看到巨大的红细胞、缺乏维生素B_{12}和叶酸。血液中存在大量的体积大、未成熟的红细胞会影响造血机能。

此外，还有红细胞在到达自己寿命以前就被破坏，从而导致的**溶血性贫血**，以及制造血液的骨髓自身造血机能低下，导致血细胞减少的**再生性不良贫血**。再生性不良贫血是很难治疗的，重症患者需要进行骨髓移植。

由各种疾病导致的贫血是**继发性贫血**，也被称为二次贫血，主要为肾性贫血和癌症等恶性肿瘤引起的。

贫血的一般症状有脸色差、头痛、耳鸣、晕眩、心悸、呼吸不畅、易疲劳、指甲变脆等。

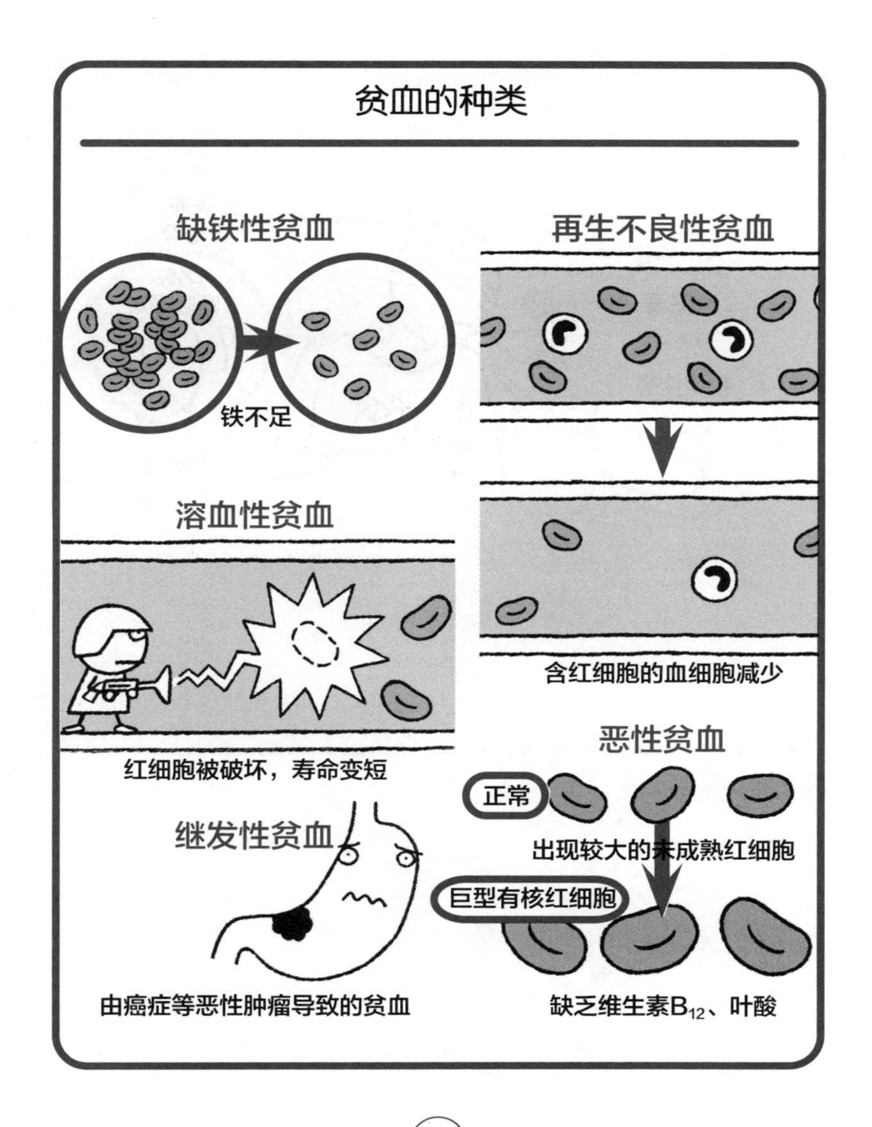

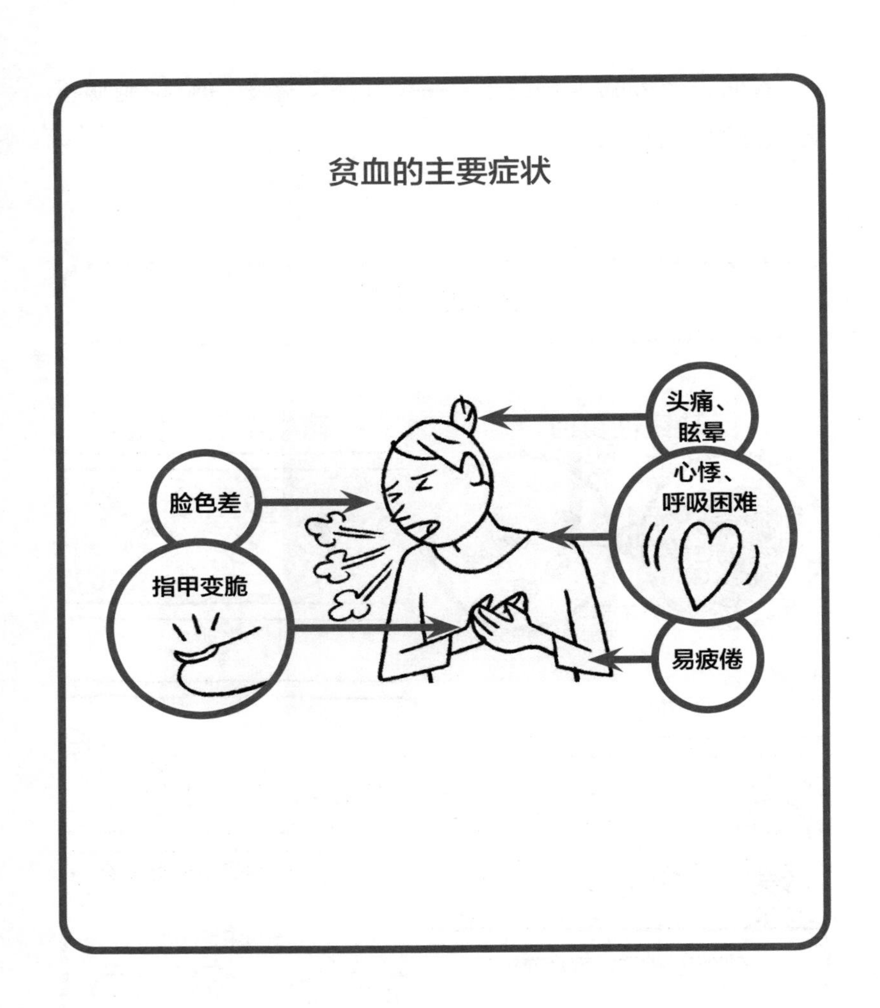
贫血的主要症状
头痛、
眩晕
脸色差
心悸、
呼吸困难
指甲变脆
易疲倦

身体的防卫队：抵御敌人的白细胞

要留意白细胞的增减

前文中提过，白细胞的工作是抵御细菌或病毒侵入身体。**白细胞有免疫机能，负责将侵入体内的细菌和病毒等异物排出体外。**

白细胞是由造血干细胞制造出来的，成熟后可分化成粒细胞、单核细胞和淋巴细胞之中的一种。粒细胞可分为**中性粒细胞、嗜酸性粒细胞和嗜碱性粒细胞**。中性粒细胞在血液中含量最多，杀菌能力最强。在寄生虫（蜱螨）感染或过敏时，嗜酸性粒细胞会明显增多。

嗜碱性粒细胞会释放组胺，可引发过敏性休克、过敏性哮喘等反应。

淋巴细胞中包含B细胞和T细胞等。B细胞在细菌或病毒入侵时会产生抗体；T细胞在抵御外敌的同时，会记住曾经入侵的病原体并将其排出。

单核细胞是白细胞中最大的细胞，吞噬作用强，会迅速移动至受感染的组织，并分化成巨噬细胞。

白细胞的标准值因年龄与个体的不同会有细微差异，但一般来说，1立方厘米血液中含有4000—9000个白细胞。

白细胞减少，人的抵抗力会下降，容易出现发烧、溃疡或感染等疾病，也可能引起再生不良性贫血。身体有炎症时白细胞增多是正常的防卫反应，但白细胞异常增多有可能是白血病等引起的，需要做进一步血液检查。

白细胞

根据白细胞数量推测身体异常或疾病

白细胞过度减少	白细胞过度增多
败血症	白血病
急性骨髓性白血病	细菌感染
全身性红斑狼疮	心肌梗死
再生不良性贫血	肾盂肾炎、胆囊炎
长期服用抗癌药物	外伤、出血
接触射线等	服用类固醇等

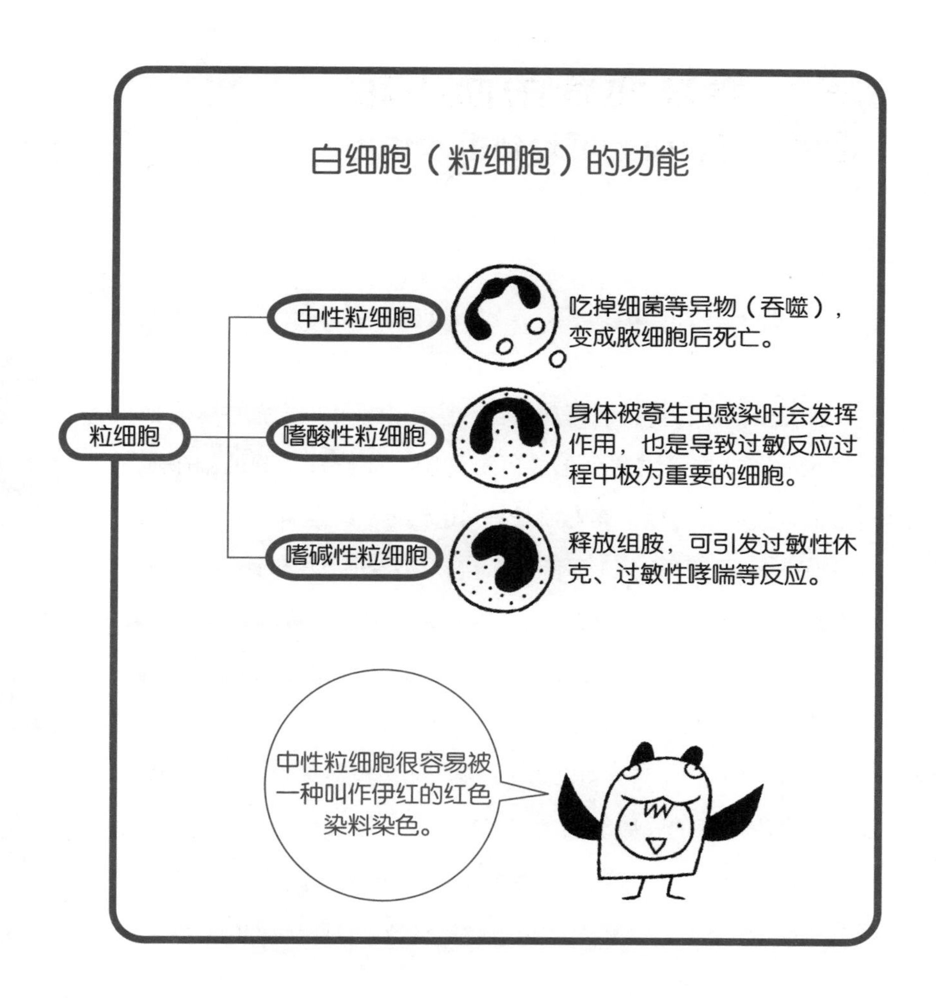
白细胞（粒细胞）的功能
粒细胞
中性粒细胞
吃掉细菌等异物（吞噬），变成脓细胞后死亡。
嗜酸性粒细胞
身体被寄生虫感染时会发挥作用，也是导致过敏反应过程中极为重要的细胞。
嗜碱性粒细胞
释放组胺，可引发过敏性休克、过敏性哮喘等反应。
中性粒细胞很容易被一种叫作伊红的红色染料染色。

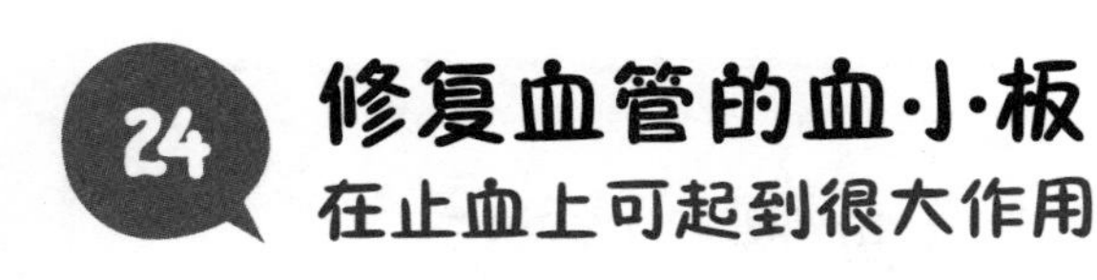

24 修复血管的血小板 在止血上可起到很大作用

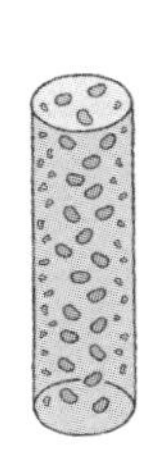

我们受伤后，伤口能自动愈合，这是由于我们血液中含有血小板的缘故。造血干细胞可形成巨核细胞，而巨核细胞的细胞质脱离出来就形成血小板，其寿命是3—10天。

血小板与红细胞、白细胞不同，它是沿着血管内壁两侧流动的。位于血管壁两侧更有助于血小板在血管受伤时做出迅速的反应。

止血机制包括血小板引发的一次止血，以及血浆中的凝血因子引发的二次止血。

血管受伤后，血管内皮细胞破裂，血小板会黏附和沉积在受损血管所暴露出来的胶原纤维上，聚集成团，形成止血栓。随后，细胞质会释放更多物质来获得更多血小板，血小板就会互相结合起来形成血栓堵住伤口。这就是血小板凝集机制，也叫一次止血。

二次止血过程中，血液凝固因子发挥功效，将血浆中的纤维蛋白原转换为纤维蛋白，使血液得以凝固。在显微镜下观察纤维蛋白，会发现其呈网状，包绕血小板血栓来堵住伤口。

虽然血小板在血液中只占了不足1%，但在防止血液外流方面发挥了极为重要的作用。**特发性血小板减少性紫癜（ITP）和血栓性血小板减少性紫癜（TTP）**都是由血小板减少引发的疾病。

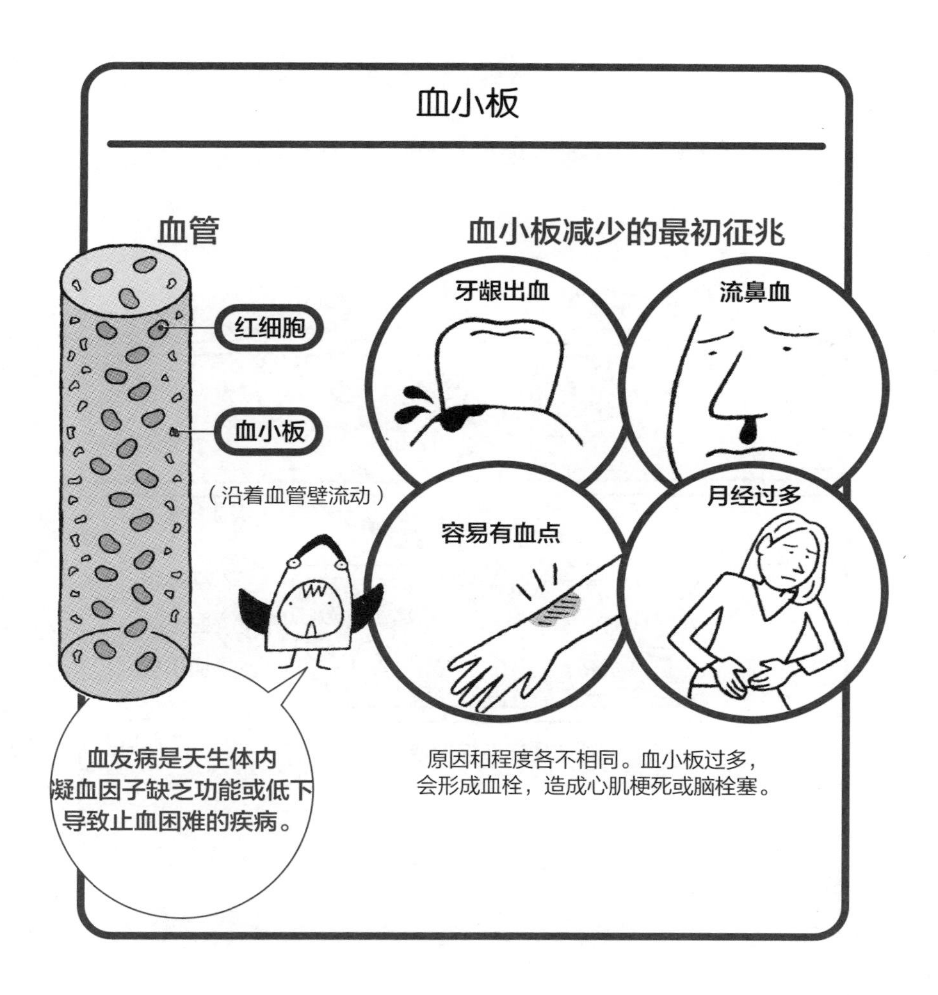
血小板
血管
红细胞
血小板
（沿着血管壁流动）
血小板减少的最初征兆
牙龈出血
流鼻血
容易有血点
月经过多
血友病是天生体内
凝血因子缺乏功能或低下
导致止血困难的疾病。
原因和程度各不相同。血小板过多，
会形成血栓，造成心肌梗死或脑栓塞。

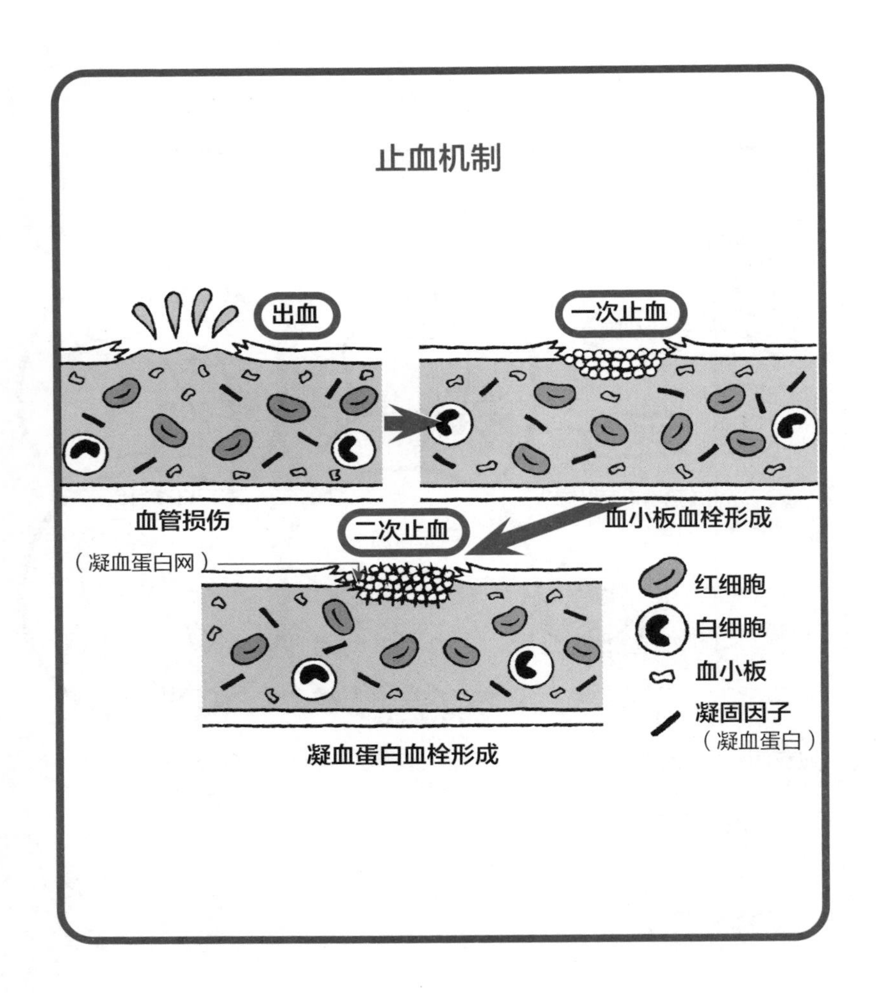
止血机制
出血
一次止血
血管损伤
血小板血栓形成
二次止血
（凝血蛋白网）
红细胞
白细胞
血小板
凝固因子
（凝血蛋白）
凝血蛋白血栓形成

经济舱综合征

大家是否听说过“经济舱综合征”这种病呢？

人以相同姿势久坐在类似飞机经济舱那种狭窄的位置时，腿部静脉血就难以向心脏回流，导致血液停在腿部，形成血栓（深静脉血栓）。

飞机抵达目的地后，人会突然动起来，从而致使静脉的血栓离开血管并在血液中流动。血栓会流到较细的血管中并堵在那里，导致胸痛、呼吸困难。

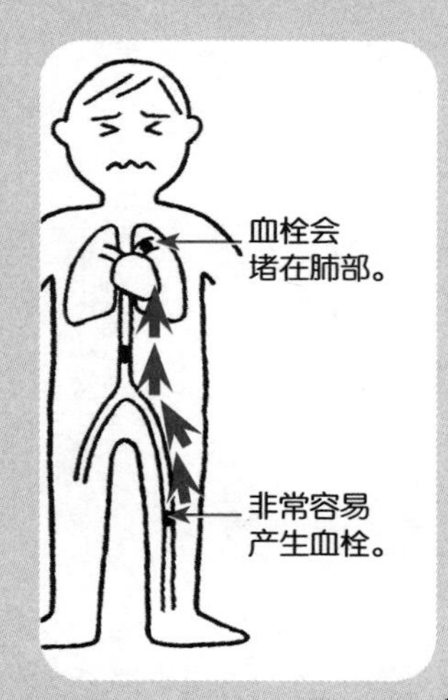

倘若血栓流到了肺部血管，就会引发肺栓塞，最坏情况可能导致死亡。

其实这种情况不仅仅发生在经济舱，即使是商务舱，只要长时间不活动腿部肌肉，也可能形成血栓。

所以，乘飞机不是主要原

因，长时间不活动腿部肌肉才是真正的原因。比如说，在发生灾害时，受灾者躲避到狭窄空间或车里，并被迫长时间保持相同姿势，也会容易产生静脉血栓。因此，如果你处于类似的环境，请一定记得多补充水分，并时不时活动一下腿部。

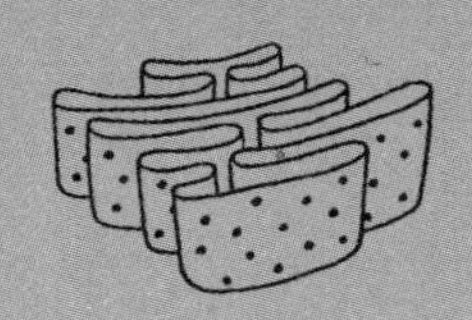

你需要了解的癌症特征

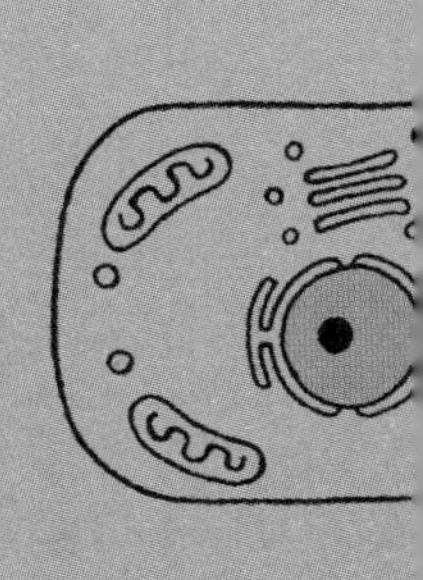

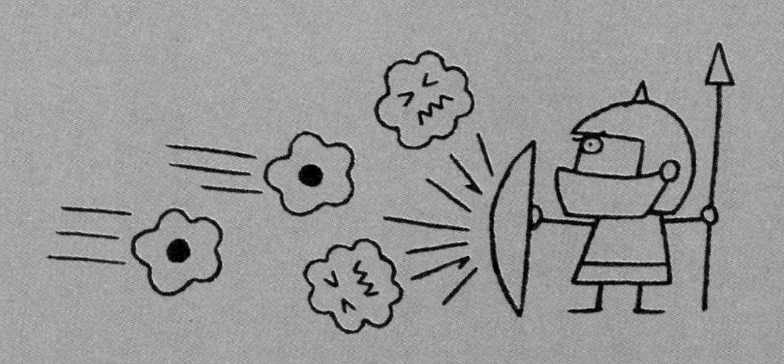

在日本，致死率前三名的疾病都是癌症。

让我们来学习细胞癌变的机制和基本性质，

一起了解癌症可怕的特性。

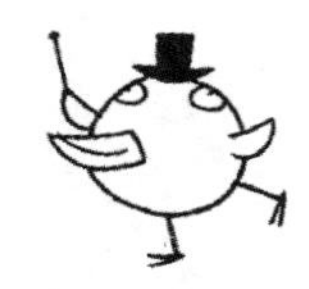

癌症是恶性肿瘤的总称

癌细胞会无限增殖，不会停止

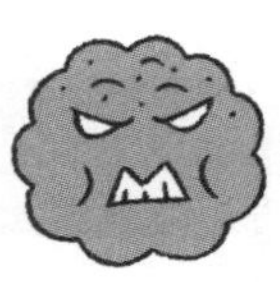

全因死亡率最高的当属令人们闻风丧胆的**癌症**了。

癌症一词来源于英语中的“cancer”，是螃蟹的意思。古希腊时期希波克拉底的著作中曾经出现过对癌症的描写，他认为癌症的外观和触感都很像螃蟹，因此癌症被称为“cancer”。

癌症是**恶性肿瘤**和**恶性新生物**的总称，包含肉瘤、白血病、恶性淋巴癌等疾病。

肿瘤就是细胞因为某些原因而受伤，聚集成块并不断增殖出的东西。我们将恶性的增殖物称为恶性肿瘤。癌症的特征就是不受身体细胞的限制而无限增殖。

此外，恶性肿瘤还会侵蚀其周围脏器和组织，并会转移到身体其他部位并继续无限增殖。

上皮组织就是覆盖皮肤表面以及消化道内壁表面的细胞。**在上皮组织以外的地方（非上皮细胞）长出的叫作肉瘤。**所有年龄层的人都可能长出肉瘤，肉瘤也可在全身任何地方长出。除此之外，还有造血器官处长出的癌症。我们对癌症加以分类是为了更好地了解不同癌症的特点，以便更有针对性地治疗。

在大脑中长出的肿瘤是脑瘤，习惯上我们既不叫它癌也不叫它肉瘤。

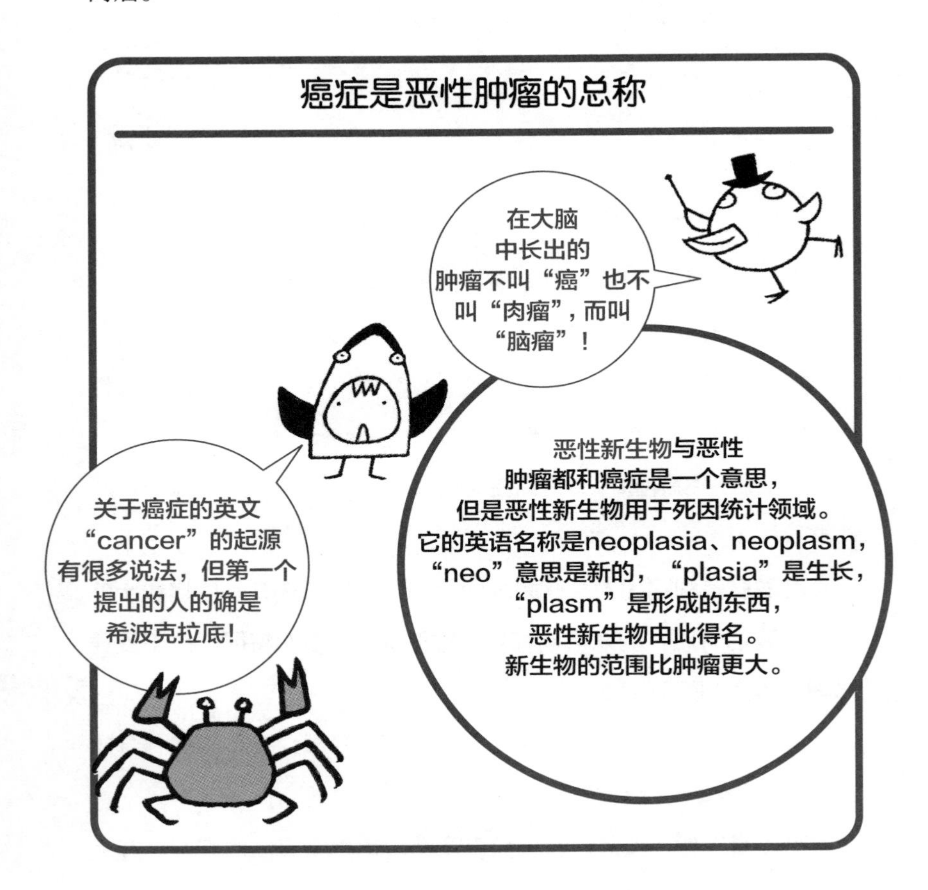

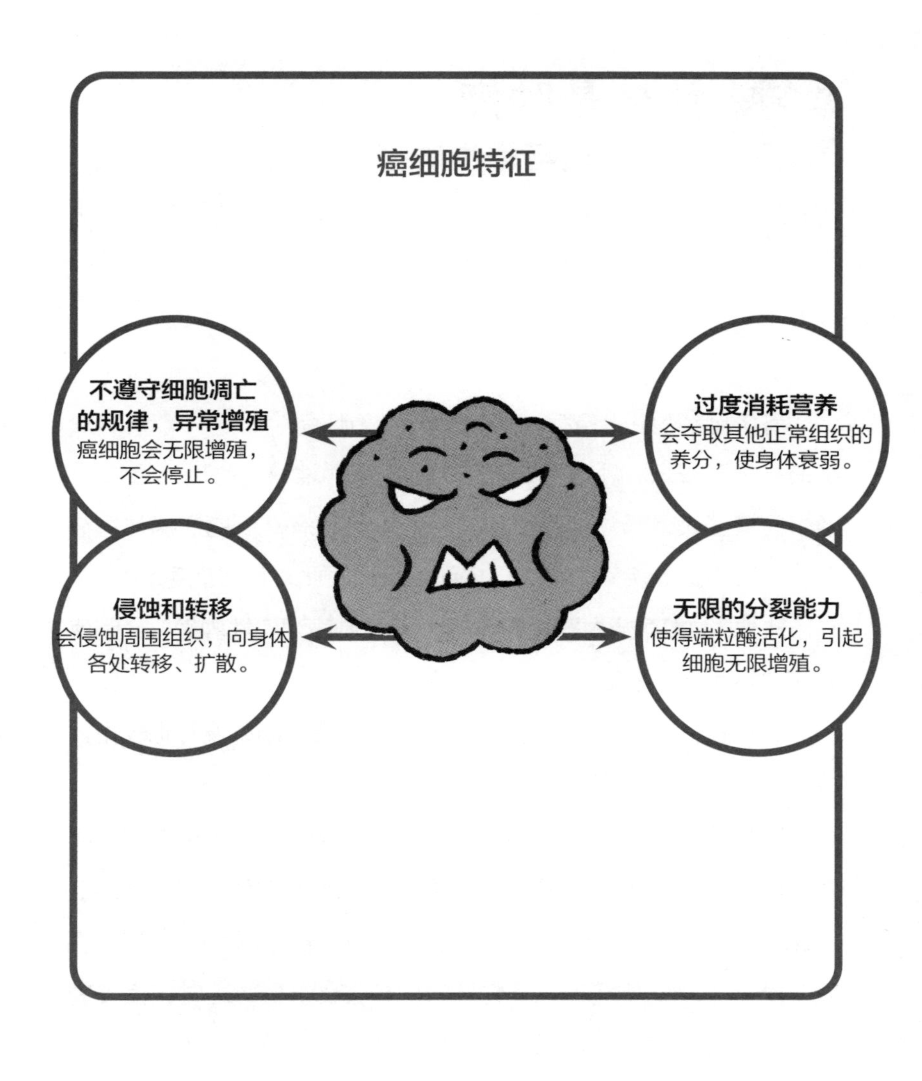
癌细胞特征
不遵守细胞凋亡的规律，异常增殖
癌细胞会无限增殖，不会停止。
过度消耗营养
会夺取其他正常组织的养分，使身体衰弱。
侵蚀和转移
会侵蚀周围组织，向身体各处转移、扩散。
无限的分裂能力
使得端粒酶活化，引起细胞无限增殖。

26 什么是肿瘤

良性肿瘤与恶性肿瘤

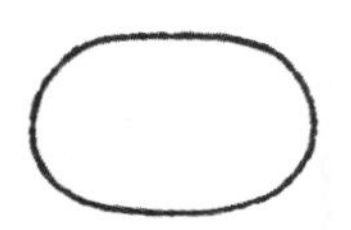

前面已经提过，癌症、恶性肿瘤、恶性新生物这几个词一般指的是相同概念。肿瘤指的就是“肿起来并堆积成的块状物”，很通俗易懂。大多数癌症都会形成一个硬块肿瘤，但**白血病**是血液细胞异常增殖的疾病，不会形成细胞块，因此被称为**血癌**。

此外，**肿瘤可分为恶性和良性，“恶性肿瘤和良性肿瘤”分别代表了“癌症与非癌症”**。

良性肿瘤与恶性肿瘤相比，细胞分裂较为缓和，发育也较慢，分化度高，属于膨胀性增殖。

如在呼吸道内壁覆盖上皮与腺上皮等**上皮组织长出的肿瘤都叫作上皮性肿瘤，良性的话在身体部位名称前加上“瘤”，恶性的加上“癌”**。比如，来自腺细胞的良性肿瘤叫作**腺瘤**，恶性肿瘤叫作“**腺癌**”。骨、肌肉组织等非上皮性肿瘤的种类也很多，这时，**良性肿瘤加上“瘤”，恶性肿瘤加上“肉瘤”**。比如，良性的“**肌瘤**”和恶性的“**肌肉瘤**”。

关于肝组织，基本没有良性的上皮性肿瘤，90%都是“肝癌”。每年日本男性肝癌患者死亡率都进入前五。骨癌的代表疾病是骨肉瘤，年轻人在长骨骨干端部的肉瘤很容易向肺部转移。

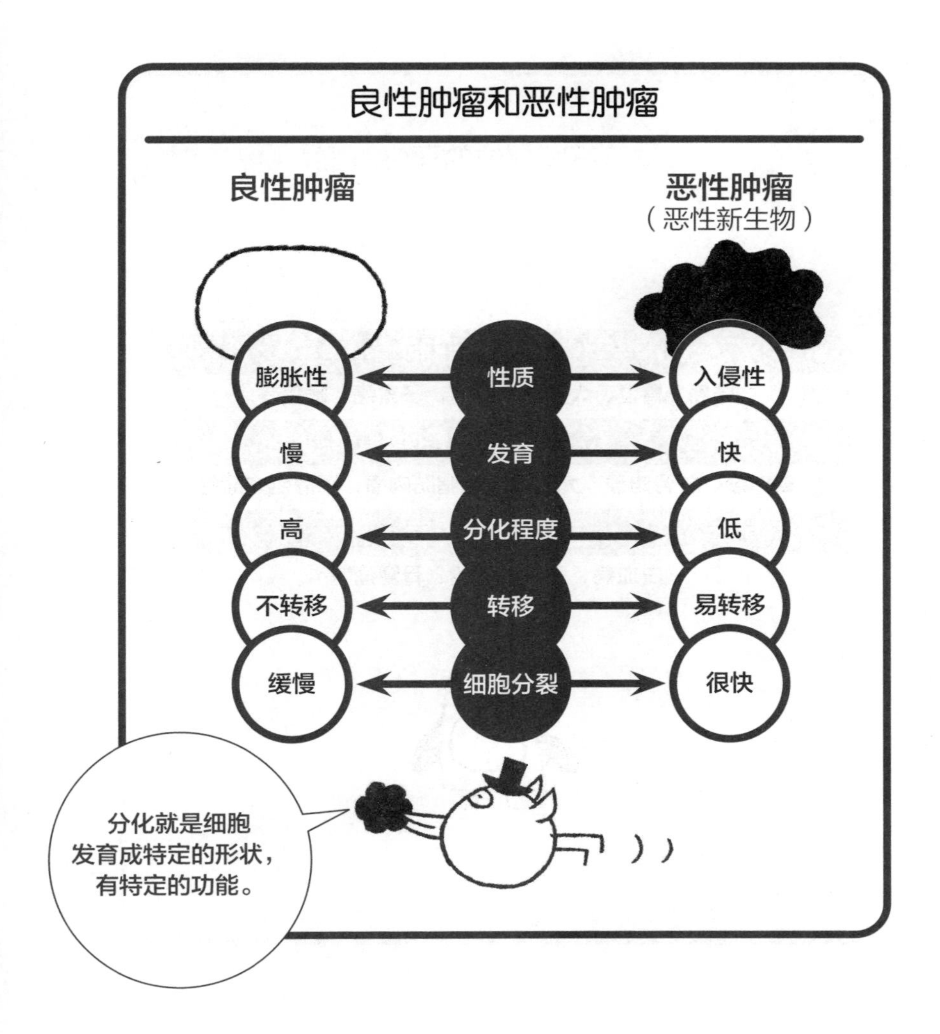
良性肿瘤和恶性肿瘤
良性肿瘤
恶性肿瘤
（恶性新生物）
膨胀性
性质
入侵性
慢
发育
快
高
分化程度
低
不转移
转移
易转移
缓慢
细胞分裂
很快
分化就是细胞
发育成特定的形状，
有特定的功能。

位于不同部位的恶性肿瘤

位于上皮细胞

肺癌、胃癌、大肠癌、肝癌、子宫癌、喉癌等

位于非上皮细胞

骨肉瘤、软骨肉瘤、尤文氏肉瘤脂肪肉瘤、平滑肌肉瘤等

位于造血器官

白血病、恶性淋巴瘤、骨髓瘤等

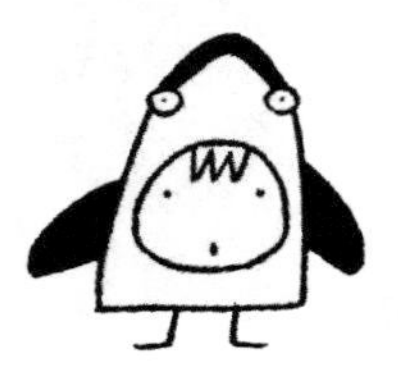

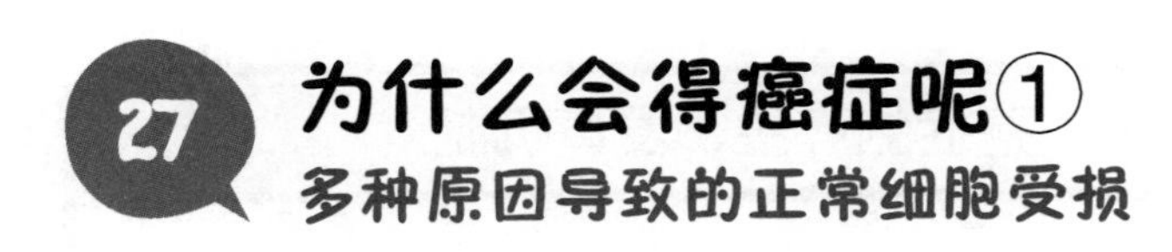

27 为什么会得癌症呢①

多种原因导致的正常细胞受损

正常的细胞周期是1个细胞分裂成2个细胞并不断增殖，随后老化、死亡的过程。

但是，吸烟、饮酒、紫外线、饮食习惯、病毒、C型肝炎病毒、**遗传因素等会造成细胞基因受损，细胞会继续分裂，但不会死亡。这就是癌细胞。癌细胞会破坏周围细胞并不断扩散（浸润），也会向其他地方移动（转移）**。根据扩散的程度，可以分为**早期癌症**和**进行癌症**。

我们每天都会有上千个细胞的基因受损，但通过身体的免疫力和自愈能力可以自动排出受损细胞，因此基因受损不会立刻导致癌症。癌症的种类虽然不同，但当基因的突变导致1个细胞分裂成2—10个细胞时，就会形成癌症。因此，变异不断积累才会变成癌症。

出现促进癌化基因、抑制癌化基因异常、癌化基因修复系统异常等多个情况同时出现就会导致癌症。因此，**癌症受到出生时的体质、致癌物质或病毒感染等多种环境因素影响**。

良性肿瘤中，瘤细胞与起源组织的正常细胞面貌相似，在脏器或组织中缓慢生长，但是恶性肿瘤的形状一般都是七扭八歪、不规则的。因此通过形状，我们也可以分辨出肿瘤的恶性程度。

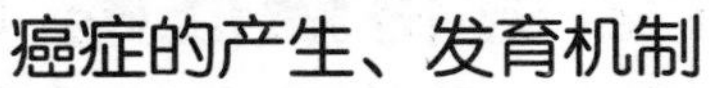
癌症的产生、发育机制

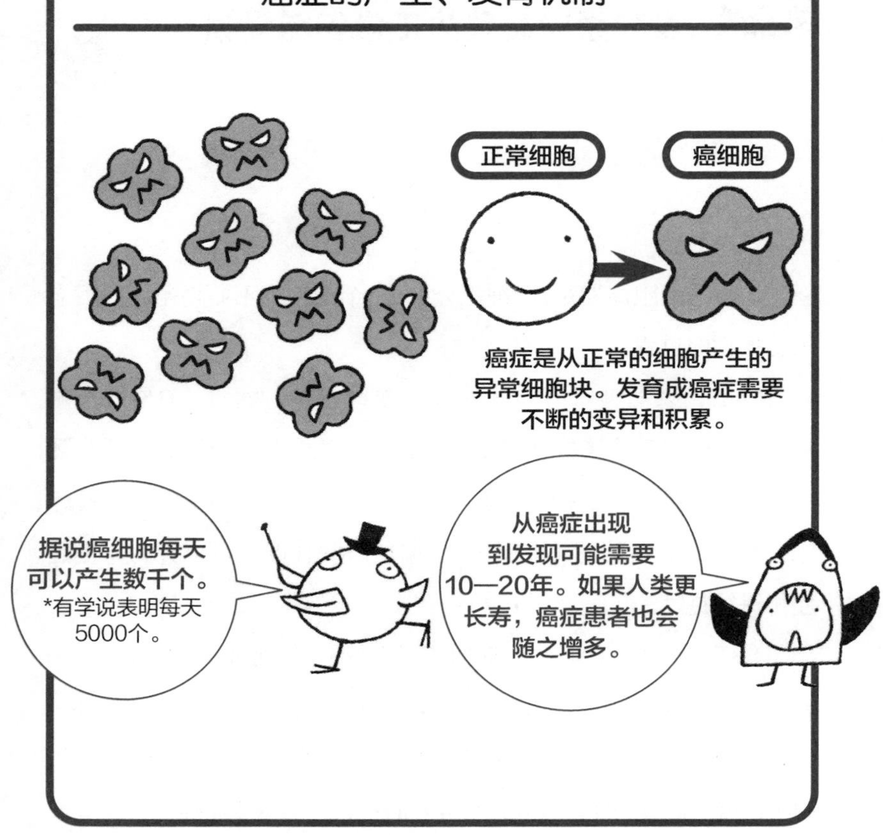
正常细胞
癌细胞
癌症是从正常的细胞产生的异常细胞块。发育成癌症需要不断的变异和积累。
据说癌细胞每天可以产生数千个。
*有学说表明每天5000个。
从癌症出现到发现可能需要10—20年。如果人类更长寿，癌症患者也会随之增多。

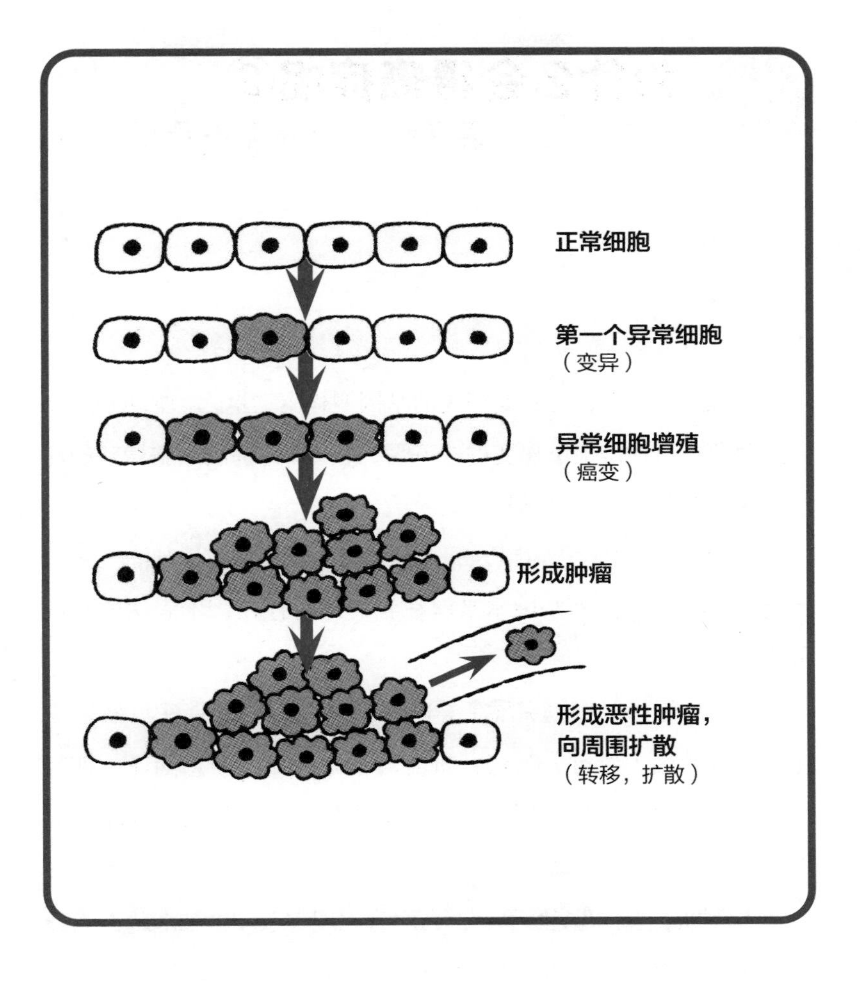
正常细胞
第一个异常细胞
（变异）
异常细胞增殖
（癌变）
形成肿瘤
形成恶性肿瘤，
向周围扩散
（转移，扩散）

为什么会得癌症呢②

癌基因与抑癌基因的制衡至关重要

正常的细胞中，与癌变相关的基因叫作**驱动基因**。驱动基因又分为两种：一种是促进癌变的**癌基因**，另一种为抑制细胞增殖的**抑癌基因**，它们参与的过程很复杂。

癌基因就是引导正常基因的结构和功能发生异常，从而使正常细胞癌变的基因。癌基因本来就在我们体内存在，不表达的时候被称作**原癌基因**。

抑癌基因可以抑制突然变异的基因发挥作用，并使其恢复正常。抑癌基因大致可分为代行机能的基因和介入信息翻译、抑制突变基因出现这两种。健康人体内这些基因相互制约，因此不会出现癌细胞增殖的现象。

倘若抑癌基因机能低下，那么就会出现本该发生细胞凋亡的细胞不会凋亡或是比正常情况凋亡更多的情况，导致有害细胞无法清除，形成癌变细胞。此外，被誉为生命车票的**端粒**上所含的端粒酶会阻止细胞老化，使得癌细胞得以无限增殖。在癌变形成的过程中，染色体组变得不稳定，很容易发生变异，因此癌症出现时不相关的基因也会发生随机变异。这就叫作**乘客基因**。

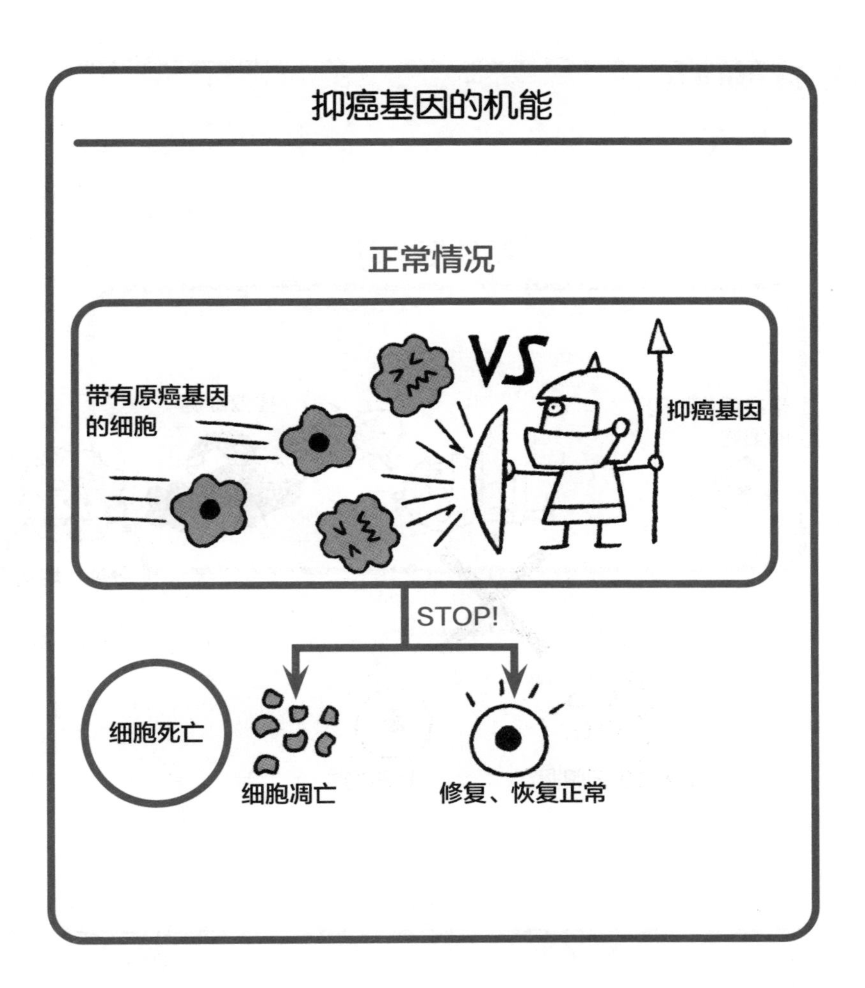
抑癌基因的机能
正常情况
带有原癌基因
的细胞
VS
抑癌基因
STOP!
细胞死亡
细胞凋亡
修复、恢复正常

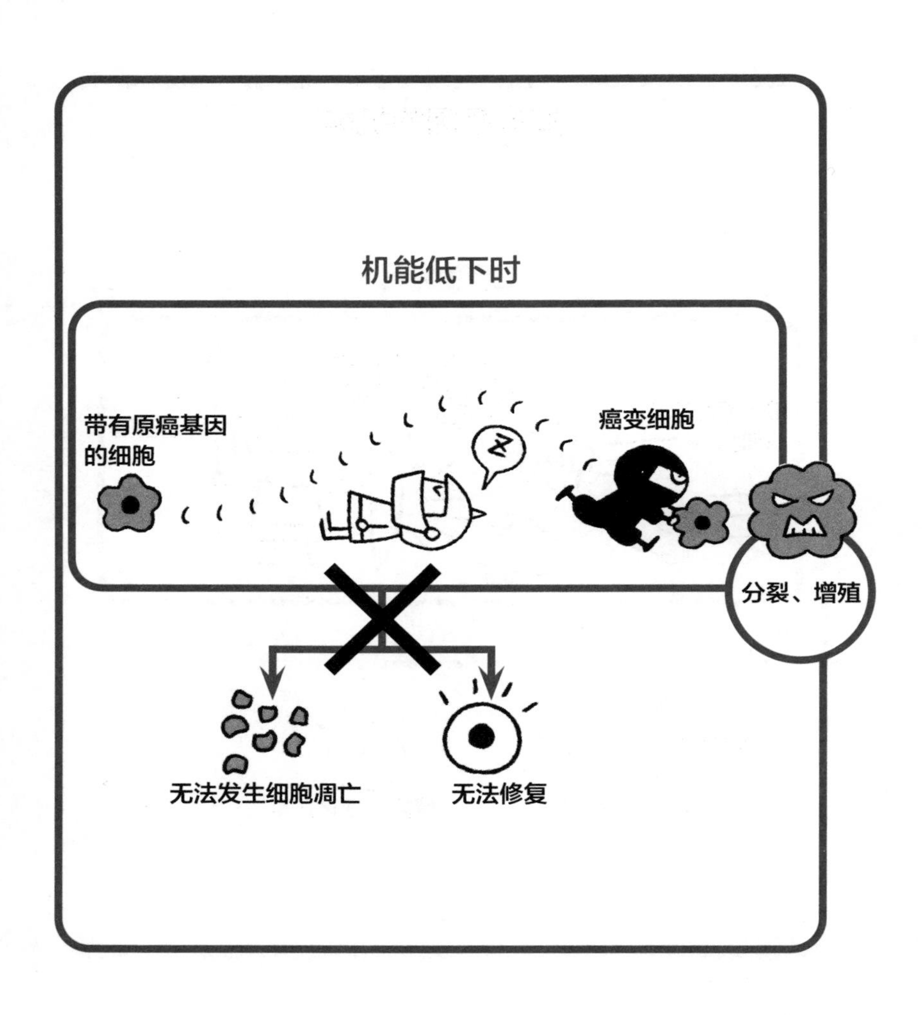
机能低下时
带有原癌基因
的细胞
Z
癌变细胞
分裂、增殖
无法发生细胞凋亡
无法修复

我们身边可以诱发癌症的因素

烟、酒、病毒等多种危险物质

吸烟、喝酒、食物（猪、牛、羊）、化学物质（致癌物）、环境污染、病毒、射线等都是诱发癌症的外因。而内因有年龄、体格、基因（家族遗传肿瘤）等。

我们将从事某种特定职业的人中所发生的癌，称为**职业癌**。世界上首次被发现的职业癌是1775年英国清扫烟筒的工人易患的阴囊癌。日本首例则是于1936年发现的锅炉工人易患的肺癌。

职业癌多发于那些可直接接触致癌物或吸入致癌物的职业。因此，在皮肤、肺、膀胱等直接接触、吸入或排出致癌物的地方常出现癌症。近年来，从事印刷业的工人多发胆管癌，日本厚生劳动省将其认定为“职业性胆管癌”。

那么人类究竟是从何时起受到癌症困扰的呢？**世界上最古老的癌症是在南非斯瓦特科兰斯洞穴中挖出来的、距今160万一180万年前古人类脚趾的“骨肉瘤”。**至今为止，人们很难发现带有癌症的化石，因此这个化石被认定为古人类最初的癌症。在远古时期，人们吃得很简单，环境也没有被污染，但依旧有癌症出现，因此科学界怀疑导致癌症的元凶就藏在人类身体之中。

致癌物可分为直接导致癌症的物质以及间接导致癌症的物质。

所谓间接致癌物，就是在体内经过酶的代谢激活后产生的致癌物。直接诱发癌症的物质是“抗癌剂”。抗癌剂本身与DNA结合，是杀死癌细胞的物质，但也有一些抗癌剂会波及正常细胞。**由于抗癌剂或射线等治疗导致的癌叫作二次癌症。**

“**射线致癌**”并不是说受到一定量照射就一定会得癌症，但因为这是一个突然变异的概率问题，所以调查对象越多，这句话越接近正确。

紫外线也是射线的一种。紫外线会使得DNA受损从而诱发癌症。波长较长的UV-A能量较低不会造成伤害，但是UV-B可以使得皮肤像晒伤一样变红，并使得DNA受损，容易引发皮肤癌。

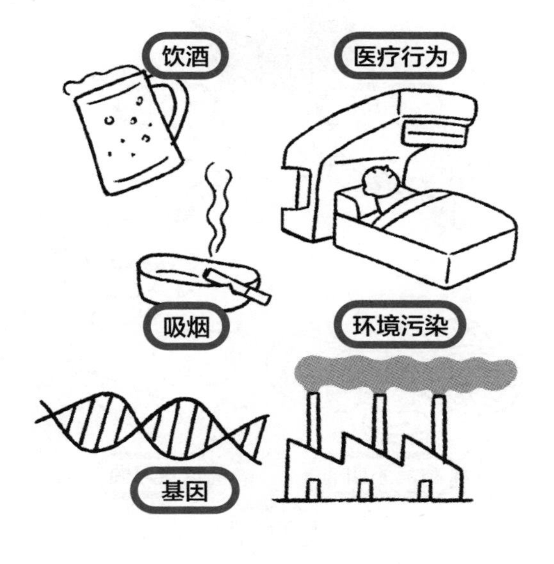
诱发癌症的原因
饮酒
医疗行为
吸烟
环境污染
基因

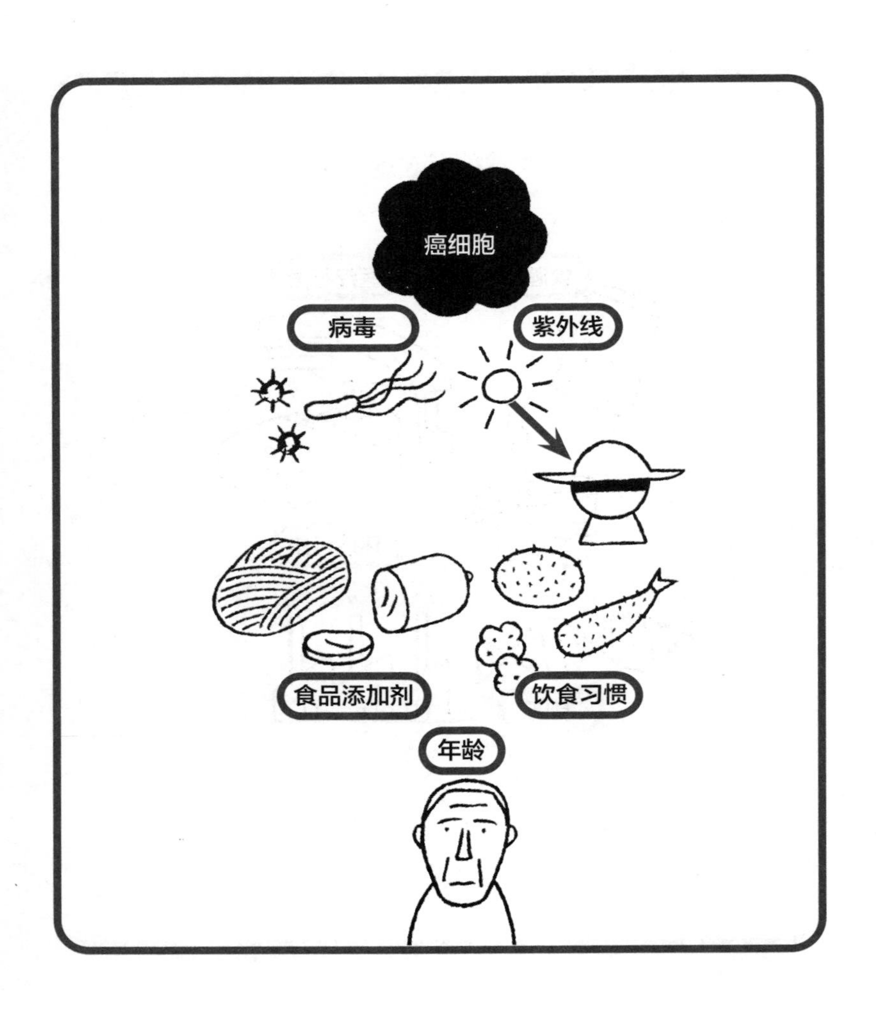
癌细胞
病毒
紫外线
食品添加剂
饮食习惯
年龄

癌症的阶段有哪些

通过数值来表示癌的大小以及转移情况

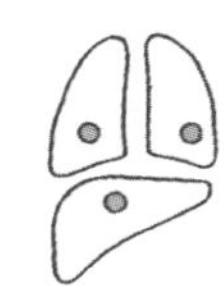

将癌的扩散情况分为不同阶段的系统叫作癌症分期，或者分期分类。基本上，它是根据癌的大小和扩散程度来进行分期的，但不同脏器或组织的分期方法是不一样的。

其中最具代表性的就是国际抗癌联盟（UICC）制定的“TNM分期”。“TNM”分别取了“Tumor”（癌的扩散程度与深度）、“Node”（向淋巴结转移情况）、“Metastasis”（向其他脏器转移情况）这三个词的首字母。根据这三个要素的综合情况，可分为0—IV期5个阶段。接近IV期时，就形成癌症。根据TNM分期法收集到的全世界患者的信息，不仅为患者术后治疗方法提供帮助，更是为以后患者的诊断、哪个阶段该使用哪种治疗方法最有效等，提供了珍贵的数据支持与预测。

但是，数值数据也包括用眼睛来判断外观，因此也不一定百分之百准确。在计数凹凸不平的肿瘤时，有可能产生误差；在手术切除肿瘤时，切除面不同直径也会变化。因此，在读取检测结果时，一定要意识到这个结果只是一个大致数据。分期不一定是完全精确的，但病理医生会将其作为重要的参考数据。

但是，从统计学上看这个数据是不会偶然出现很大差错的，因此拿到的结果也不会与实际情况相差甚远。

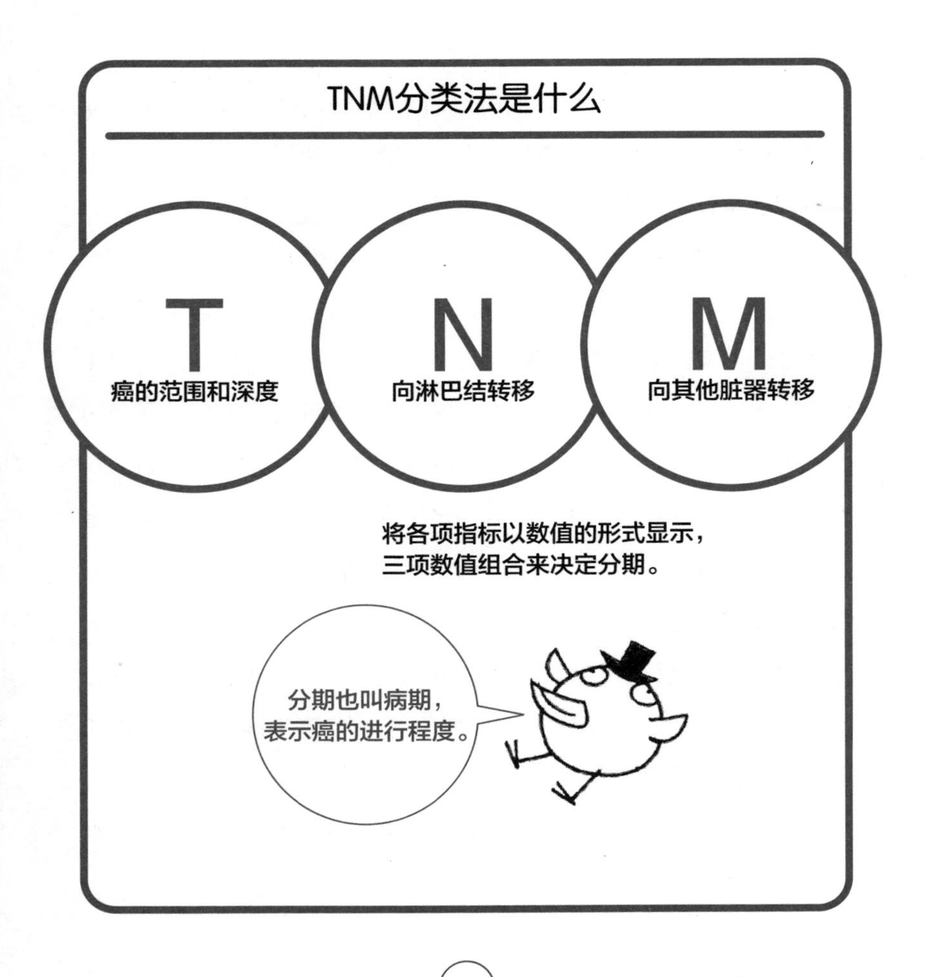

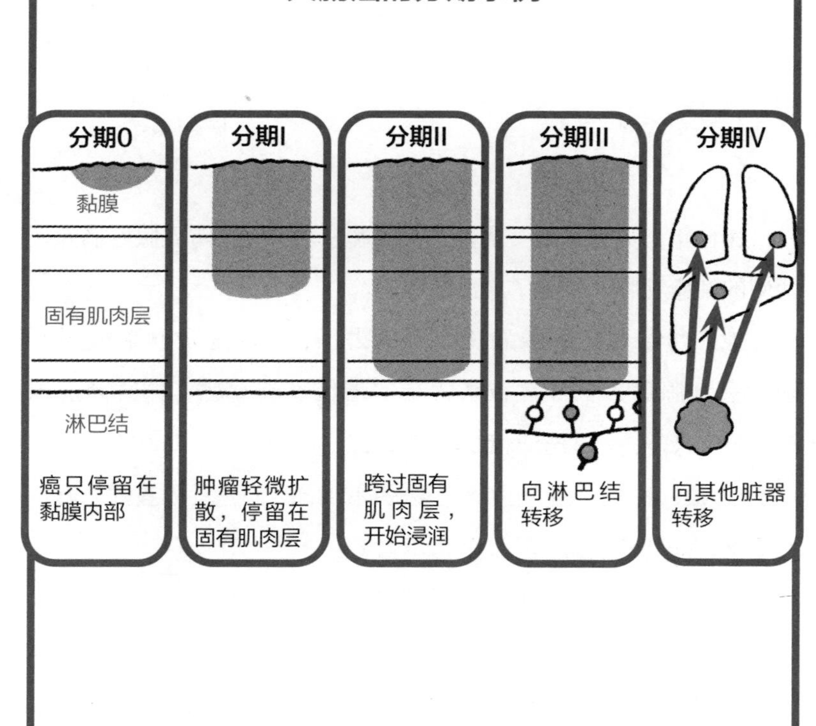
大肠癌的分期示例
分期0
黏膜
固有肌肉层
淋巴结
癌只停留在黏膜内部
分期I
肿瘤轻微扩散，停留在固有肌肉层
分期II
跨过固有肌肉层，开始浸润
分期III
向淋巴结转移
分期IV
向其他脏器转移

癌症会遗传吗
女演员安吉丽娜·朱莉的故事

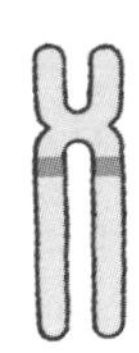

2013年，美国电影女演员安吉丽娜·朱莉为预防乳腺癌摘除了两侧的健康乳腺，引起了广泛的争论。

她的母亲因患乳腺癌和卵巢癌去世，祖母患卵巢癌去世，姨母患乳腺癌去世。这被认为是“**遗传性乳腺癌、卵巢癌症候群（HBOC）”，具有遗传性。朱莉身上带有基因“*BRCA1*”和“*BRCA2*”，它们可生成负责修复受损DNA的抑癌基因蛋白，但这两个基因很容易变异，癌变的概率很大。**

二者都是常染色体基因，只要有一方变异，癌变的风险就会大大提高。

美国的统计数据显示，12%的女性会出现乳腺癌。其中，*BRCA1*变异的占近六成，*BRCA2*变异的占不到五成，并且都在70岁以前发病。

乳腺癌的发病对卵巢癌的影响也很大，如果是*BRCA1*变异的话，四至九成都会出现卵巢癌，而*BRCA2*变异的话，六成会出现卵巢癌。

安吉丽娜和她姨母一样，是*BRCA1*基因出现变异，她的医生判断她罹患乳腺癌的概率为87%。

在安吉丽娜接受乳腺切除手术后，*TIME*杂志发表了尖锐的评价：“乳腺癌是比较容易在早期发现的，如果非要做预防手术，应该摘除卵巢。”两年后，安吉丽娜检测出了早期卵巢癌，随后一口气摘除了卵巢、输卵管，再次做了预防手术。

了解引发癌症的环境因素和遗传因素是十分必要的，但**其实人的一生中患癌症的概率很高，其中男性为62%，女性为47%，也就是说每两个人中就有一个人会患癌症**。

在人生100年这样的长寿时代中，每个人都会有许多亲人罹患癌症，但很难判断这是否是“**家族集聚性**”癌症。当今社会，治疗方法和种类繁多且复杂，并且患者需要签署知情同意书来为自己选择治疗方法。为此，每个人都需要拥有一些正确的、基本的医学常识。

一生中罹患癌症的风险

两人中就有一人
可能患癌症

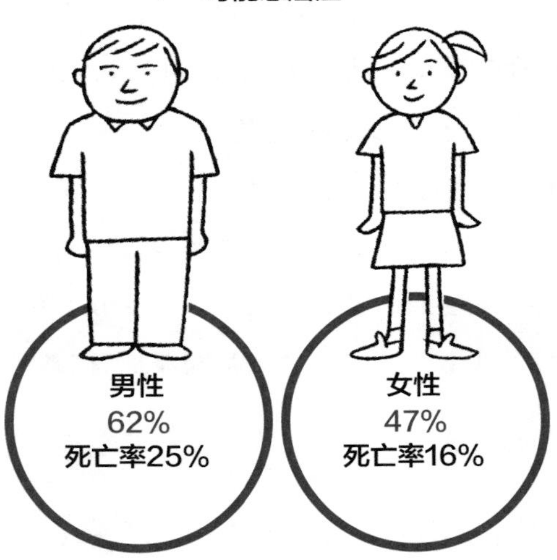

数据来自2014年日本《国立研究开发法人国立癌症研究中心》

遗传性乳腺癌、卵巢癌症候群 HBOC是什么

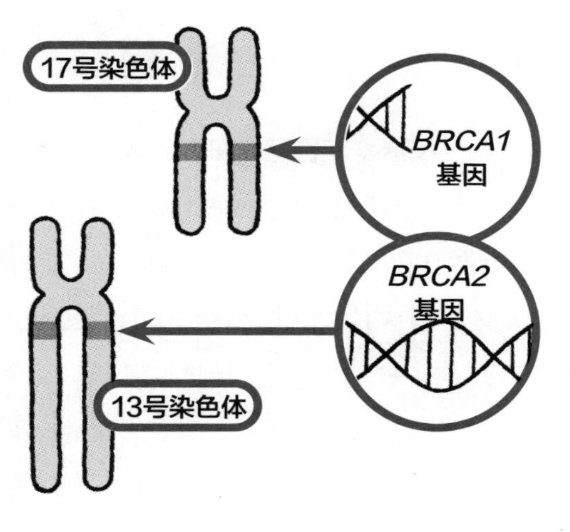

BRCA1、*BRCA2*
基因上带有与生俱来的变异性，
导致遗传性癌症。

癌基因组的解析

下一代将采用DNA测序治疗

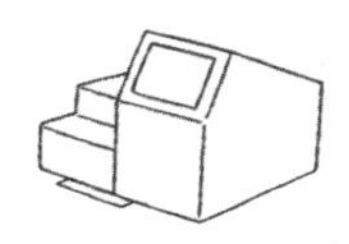

随着高通量测序仪这种新机器的研发，人们已经能快速读出癌症的遗传序列，也就是癌症基因组的基因碱基对，而这使得癌症医疗领域的研究飞速前进。值得一提的是，这个机器最快可以在6天内解读出约10万亿个碱基对（相当于10个人的染色体组）。

癌细胞中有许多突变，而高通量测序仪可以明确显示出癌细胞全部异常图像。恶性肿瘤的种类不同，突变的数量也不同。

比如，10个变异就会引发的急性骨髓性白血病比肺癌（需要150个突变）要少很多。而肺癌的原因多半是吸烟引起的细胞受损后发生突变。

前面曾提过，**恶性肿瘤的变异中包括直接参与的驱动基因和没有直接参与的乘客基因**。驱动基因就像是司机，乘客基因就是乘客，想要车子启动，只需要司机参与。同理，想要发生基因变异，驱动基因占了非常重要的地位。

目前正在进行的研究显示，驱动基因中如果有3个基因异常就会引发癌症；乘客基因也可能参与了变异等。因此关于基因组的解析还需要进一步深入研究。

通过染色体组解析，我们知道了驱动基因有大约200种。

近年来，由于高通量测序仪的成功研发，人们开始密切关注使用精密仪器的“基因组医疗”的发展，希望能为不同患者的异常基因进行更有针对性的治疗。

这种治疗方法是将活体检测或手术中拿到的组织在高通量测序仪中进行“panel**检测**[1]”，可一次检测出多种与癌症相关的基因变异。检测结束后再与诸多专家一同搜寻对待变异基因的药物，进行临床试验等，也就是进行“**药物疗法**”。

如今可以接受这种基因组医疗的只限定在发病原因不明、无法用标准治疗法医治的病人。不过现在基因检查也加入了日本的医疗保险，今后的研究和运用一定会越来越好。

[1] 是高通量基因检测和基因测序发展起来后开始使用的一个医学词语。它是指在检测中不只是检测一个位点、一个基因，而是同时检测多个位点、多个基因。

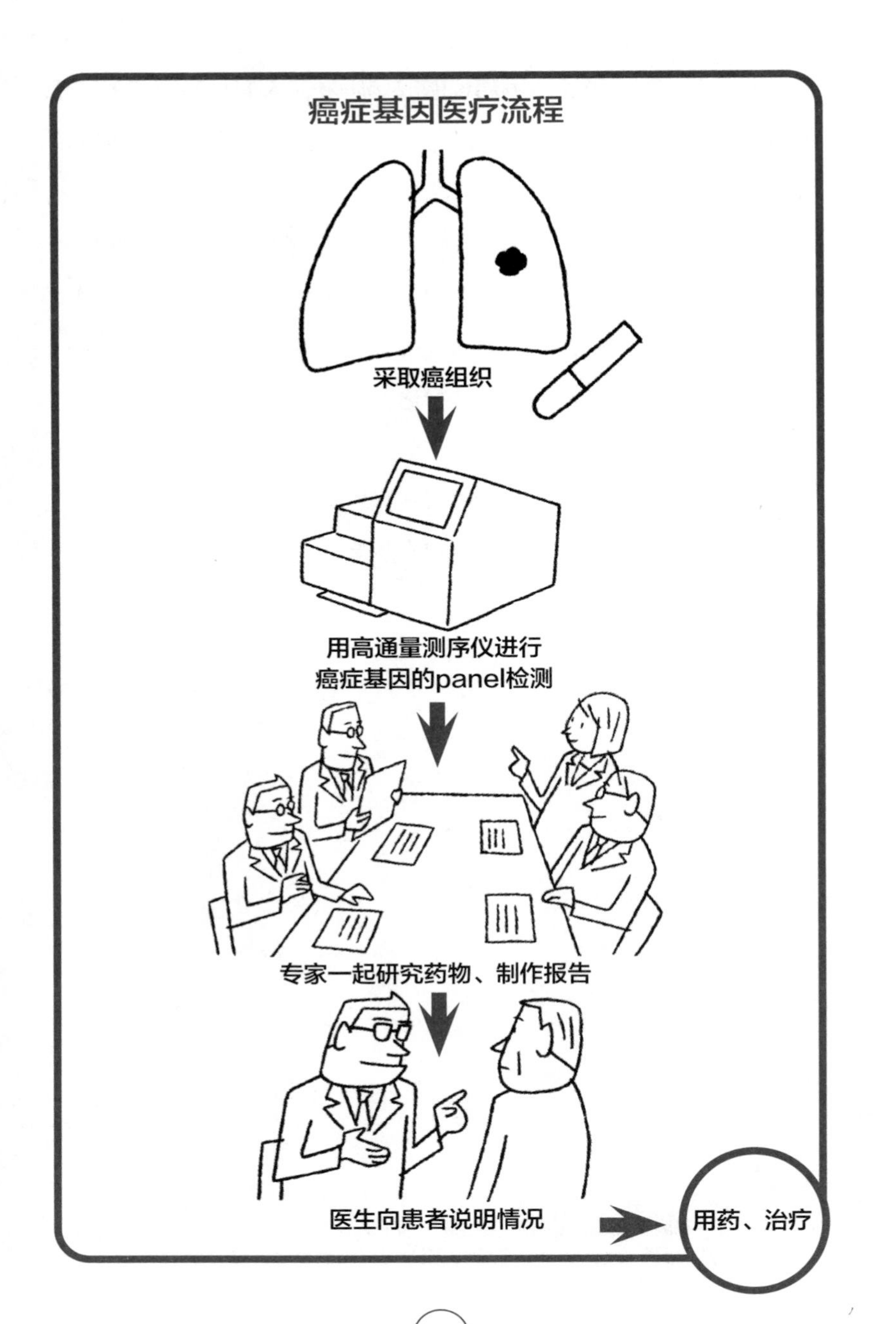
癌症基因医疗流程
采取癌组织
用高通量测序仪进行
癌症基因的panel检测
专家一起研究药物、制作报告
医生向患者说明情况
用药、治疗

免疫抑制剂欧狄沃是什么

诺贝尔生理学或医学奖得主的发现

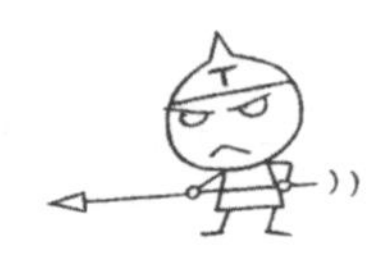

2018年，日本京都大学特别教授本庶佑与美国德克萨斯大学的詹姆斯·艾利森一同获得诺贝尔生理学或医学奖。

本庶教授在1992年发现了攻击癌细胞的免疫系统中有一个抑制成分，并开发出了解除该抑制成分的“免疫检查点阻碍剂（欧狄沃）”，因此获奖。接下来，我详细介绍一下欧狄沃的原理。

人们体内具有可以攻击癌细胞的免疫系统。可是，癌细胞能对免疫系统设立一道屏障，来阻止免疫系统的攻击，从而抑制免疫作用。

不仅如此，自身的免疫系统还会继续抑制免疫反应发生。**癌细胞利用它抑制免疫的机制，使免疫细胞（T细胞）表面“免疫检查点”上的“受体PD-1”与接受“不要攻击异物”“请抑制免疫”等命令的蛋白质“受体PD-L1”结合起来，以便免疫细胞发出“不要发动攻击”的伪信号。**

因此，只要阻止癌细胞和免疫检查点结合，就可以使癌细胞周围的免疫细胞毫不留情地攻击癌细胞。随后，本庶教授就研制出了“免疫检查点阻碍剂”。

欧狄沃只是一个阻碍剂，并不会直接攻击癌细胞。

但只要正确服用欧狄沃，就可以凭借自身免疫力攻击癌细胞了。

欧狄沃成了曾经无法治疗的黑色素瘤的治疗方法，如今也适用于治疗肺癌、胃癌等。人们也期待着欧狄沃今后能运用于更广泛的治疗之中。

目前癌症的种类有限，免疫治疗法成为除科学疗法以外的第四种治疗法，正处于研究、开发阶段。

PD-1来自“programmed cell death”（细胞的程序性死亡），是由本庶佑教授的学生石田靖雅（现日本奈良高科技研究院准教授）命名的。

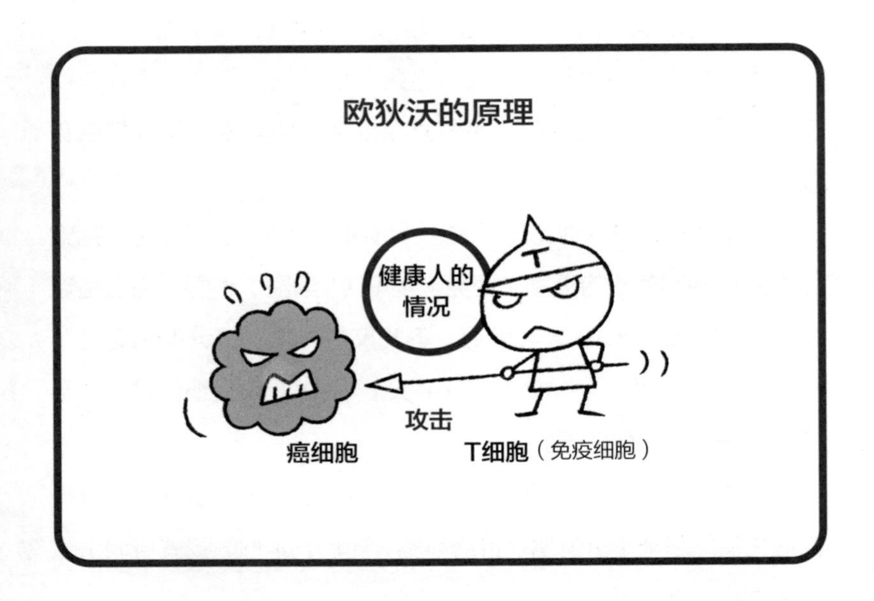

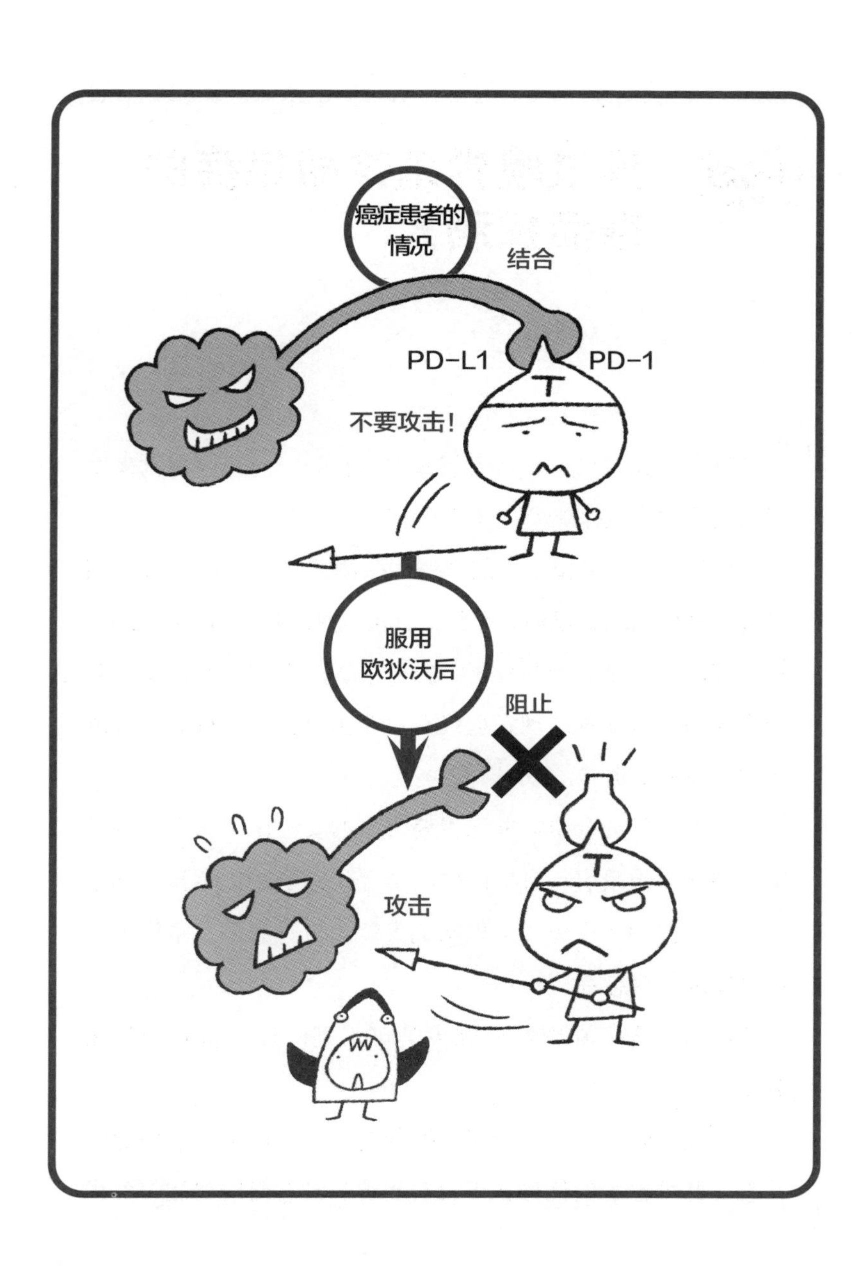
癌症患者的
情况
结合
PD-L1
PD-1
T
不要攻击！
服用
欧狄沃后
阻止
T
攻击

通过嗅觉来诊断癌症的癌症探测犬

救助犬或是缉毒犬是人们非常熟悉的，而通过嗅觉来发现癌症的“癌症探测犬”却并不为人所知。

在日本千叶县馆山市的“癌症探测犬培训中心”，狗狗们经过反复的训练，已经可以接近100%地探测出癌症了。2011年，英国医学杂志上刊登了一篇关于癌症探测犬的论文，并一度成为热点话题，现在已经有13个国家正在进行癌症探测犬的实验和培训。

日本山形县金山町罹患胃癌去世的女性比率为全日本最高，因此当地政府与日本医科大学合作，于2017年和2018年为当地体检的居民免费提供探测犬癌症检查服务，希望可以尽早发现癌症患者。

目前，人们在继续研究犬类可识别的癌症特有的气味分子。

癌症探测犬可以发现即将癌变的状态和已经处于癌症的状态。此项检查的优势在于没有痛苦、没有时间限制、费用低廉。早期发现的癌症可以有更多治疗方案，大大提高治愈的可能性。

也许凭借狗的嗅觉进行癌症筛查的一天就快到来了。

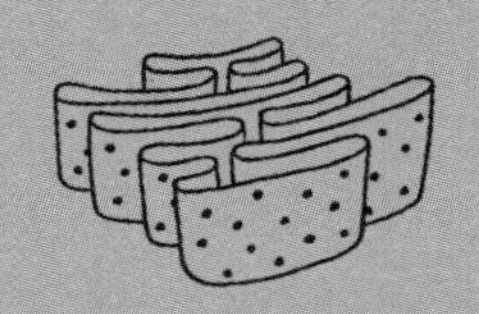

癌症种类以及诱因

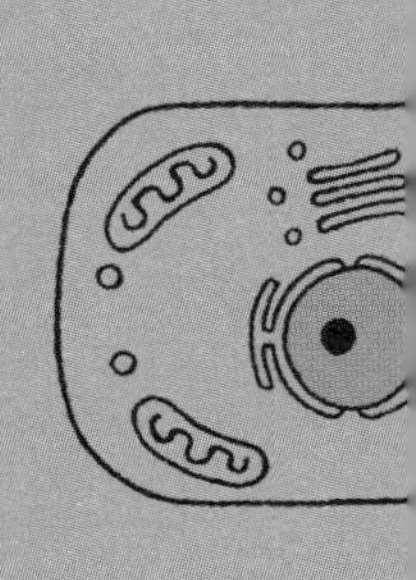

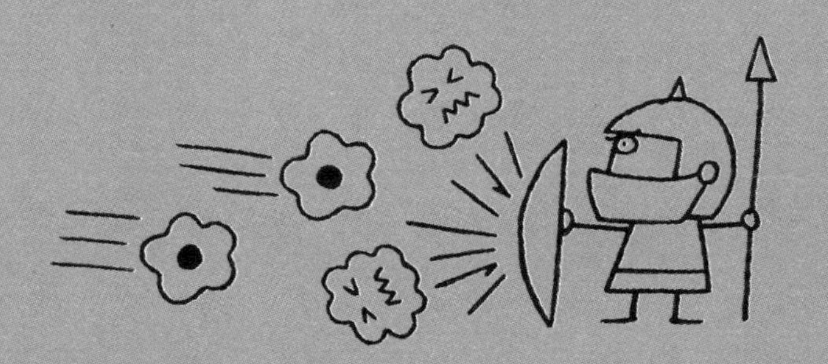

不同地方出现癌症会有不同的症状。

但无论是哪一种癌症，都需要早发现早治疗。

让我们一起学习不同癌症的症状和原因，

加深对癌症的认识吧！

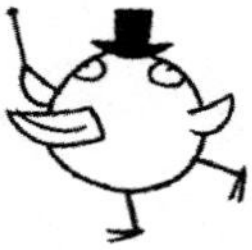

在子宫口形成的宫颈癌

感染人乳头瘤病毒（HPV）

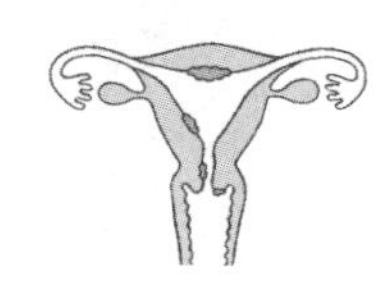

在20岁至40岁比较年轻的女性之中，很多人患有子宫癌。子宫癌分为**宫体癌**和**宫颈癌**，其中宫体癌也叫作子宫内膜癌，因为其生长部位在子宫内膜。

宫颈癌长在子宫入口附近，如果发现得早是很容易治疗的。宫颈癌早期几乎没有症状，有时会有出血、白带增加的现象。**宫颈癌的发病与“人乳头瘤病毒（HPV）”有很大关系。HPV是通过性行为传播的病毒。**

人乳头瘤病毒有100种以上，但是导致宫颈癌的只有15种，尤其是16型和18型会大大提高致癌风险。

这种类型的病毒不仅会引发肛门、性器官的癌症，还会导致口腔癌、咽喉癌。

人乳头瘤病毒是一种DNA病毒。双螺旋结构的发现人之一美国科学家詹姆斯·沃森关于人乳头瘤病毒等DNA肿瘤病毒致癌的研究，在癌症发病机理方面做出了巨大贡献。

人乳头瘤病毒拥有一种叫作E6、E7的基因蛋白质，这种蛋白质可以促进癌变发展。

但即使是这种高致癌的人乳头瘤病毒，也不是感染了就一定会发病。感染病毒，再加上某种突变，才会形成最终的癌症。

在这里说明一下，**宫颈癌疫苗并不是预防癌症的疫苗，而是预防可以诱发宫颈癌的人乳头瘤病毒的疫苗**。因此，这个疫苗其实不应该叫宫颈癌疫苗，应该叫人乳头瘤病毒疫苗才对。只要接种这个疫苗，就可以减少70%患宫颈癌的风险。

当一定人数接种该疫苗后，人乳头瘤病毒向未接种人群传染的风险也会降低，可有效防止病毒蔓延，因此接种该疫苗对社会防卫有着巨大的意义。

日本从2013年开始执行定期接种。但随后有报告显示出其具有副作用，因此厚生劳动省就取消了积极接种的政策，一直延续至今。**我们只有通过权衡接种的优缺点，自己来做决定**。此外，宫体癌的致癌原因与女性特有激素——雌激素相关。

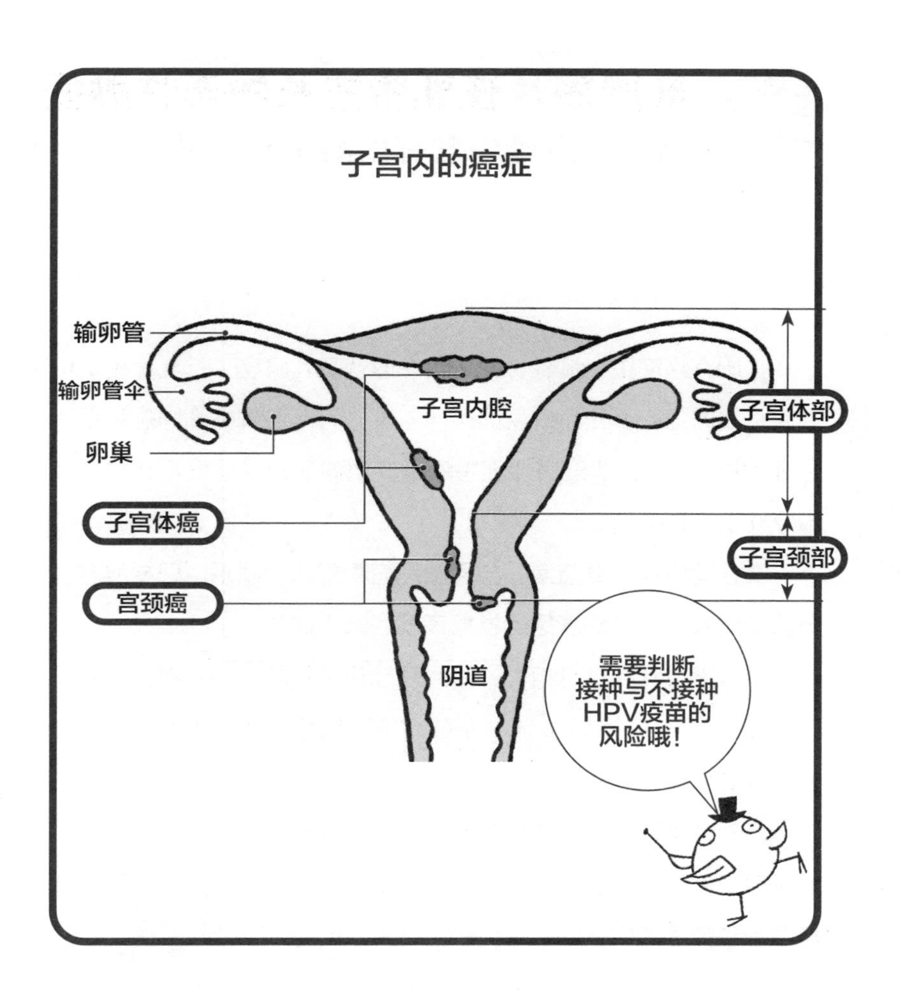
子宫内的癌症
输卵管
输卵管伞
卵巢
子宫内腔
子宫体癌
宫颈癌
阴道
子宫体部
子宫颈部
需要判断
接种与不接种
HPV疫苗的
风险哦！

乳腺癌是在乳腺生长的恶性肿瘤
与女性激素中含有的雌激素有关

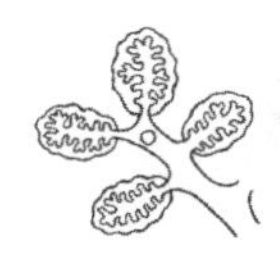

在所有癌症中，最容易找上女性的就是乳腺癌了。乳腺癌是由乳腺组织的细胞恶化而引发的疾病，可分为**非浸润性乳腺癌**和**浸润性乳腺癌**。其中，非浸润性乳腺癌是早期癌症，不会发生转移，经治疗几乎可以痊愈。

女性荷尔蒙“雌激素”与乳腺癌有着密切的联系。只要雌激素分泌期增长，那么乳腺癌的发病率就会大大提高。

雌激素与月经息息相关，因此月经初潮年龄低，首次怀孕年龄高、无怀孕、生产经验，闭经年龄高等状况都会使雌激素分泌期变长，容易引发乳腺癌。

此外，雌激素制剂或口服避孕药等激素疗法，可能会出现人工高雌激素的情况，而高激素会提高乳腺癌发病率。**饮酒及肥胖也是导致乳腺癌的原因。**

虽然癌症患者中约有一半（数据来源于日本国立癌症研究中心）来自遗传，我们也不能简单地给癌症与遗传的关系下定论。**乳腺癌中只有7%—10%为遗传因素。这是乳腺癌的抑制基因（BRCA1、BRCA2）变异导致的。**乳腺癌的检测，首先要通过触诊，来判断肿块的大小和腋窝淋巴结是否有肿大，如果怀疑是癌症，需要进一步进行**乳房X光造影**来检测。

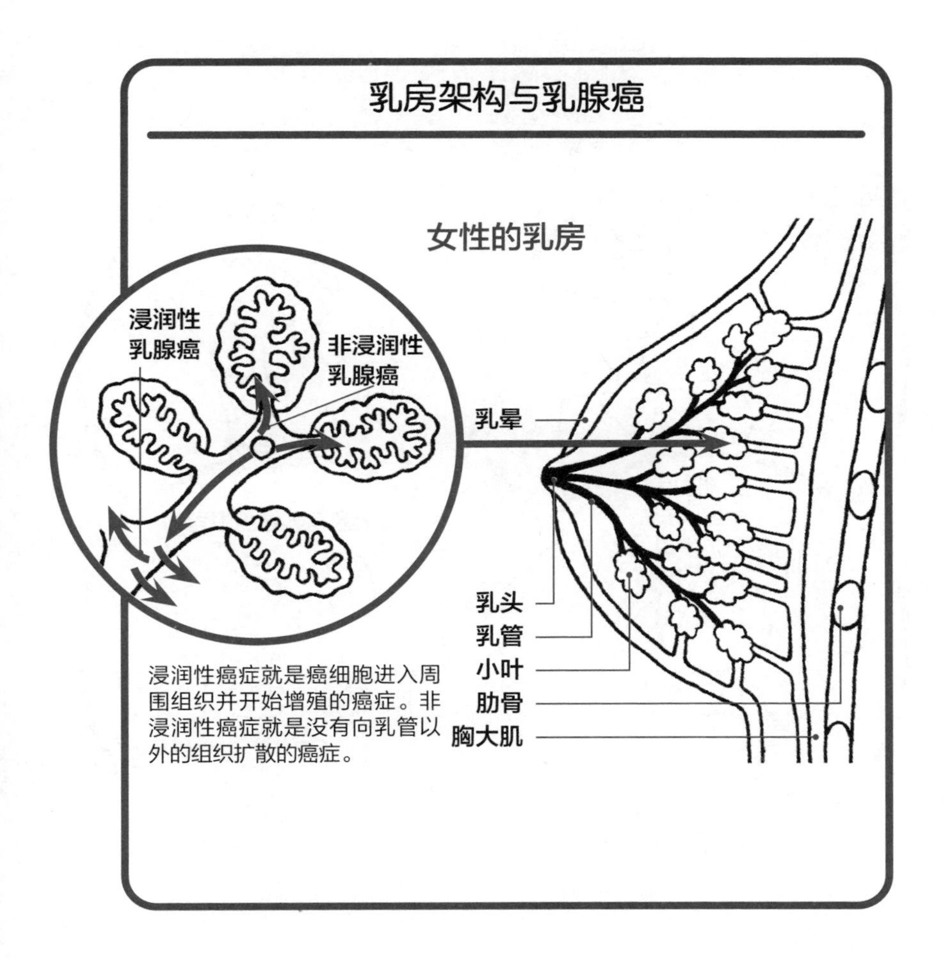

浸润性癌症就是癌细胞进入周围组织并开始增殖的癌症。非浸润性癌症就是没有向乳管以外的组织扩散的癌症。

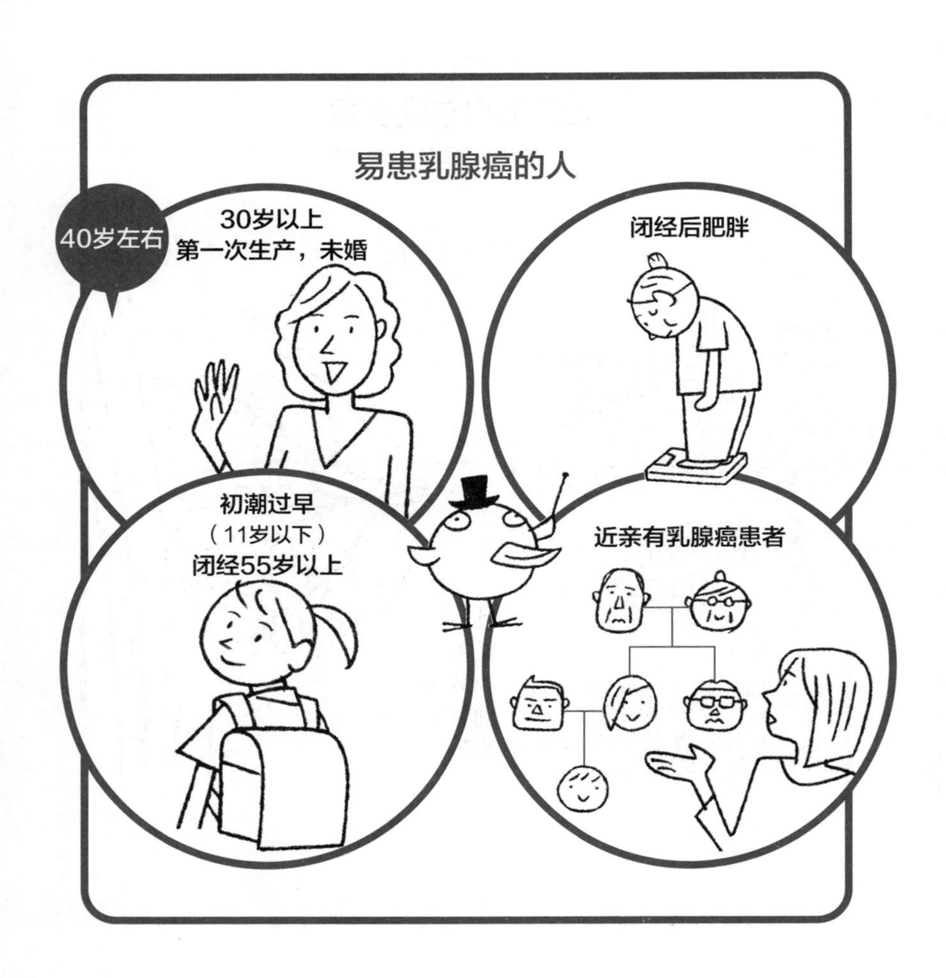
易患乳腺癌的人
40岁左右
30岁以上
第一次生产，未婚
闭经后肥胖
初潮过早
（11岁以下）
闭经55岁以上
近亲有乳腺癌患者

男性患病率第一的肺癌

吸烟与吸二手烟是最大诱因

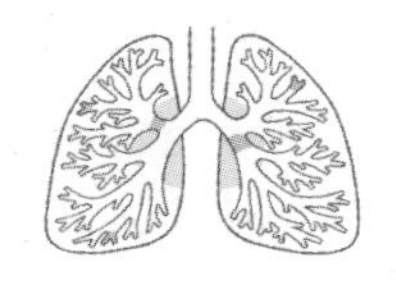

在日本，由癌症导致的死亡人数远超其他所有疾病，位列第一，其中2017年的死亡人数约为37万（数据来自日本国立癌症中心）。

其中，肺癌罹患率在男性中位列第一，在女性中位列第三。

肺细胞中的基因受损、变异后就会形成肺癌。导致细胞受损的原因有很多，其中最具代表性的是吸烟与吸二手烟、铝、砷、石棉等。

吸二手烟指的是在吸烟者周围，被动吸到吸烟者吐出的烟雾，尤其是侧流烟（香烟点着后放置时散发的烟气）中有更多的有害物质。

而因为先天基因受损诱发癌症的人少之又少。

肺癌在早期时几乎没有症状，随着癌症的发展，会出现咳嗽、痰多、血痰、发热、呼吸困难、胸痛等呼吸症状。然而，这些症状并不是肺癌所特有的，因此很难与其他呼吸系统疾病区分开。

吸烟者与不吸烟者的肺癌致癌比例是：男性4—5倍，女性3倍。如果加上二手烟人群的话，比例会更大。而且这不仅限于肺癌，吸烟可以诱发多种癌症。

肺癌按照组织类型分类的话，可分为小细胞癌和非小细胞癌两种。非小细胞癌大约占总体的85%，可进一步分为鳞状细胞癌（鳞癌）、腺癌、大细胞癌，其中最多见的是腺癌。

肺癌的发病位置大概可分为肺门和肺野。肺门指的是肺入口处的较粗支气管部位，那里鳞状细胞较多，因此会出现鳞癌。腺癌则多出现于被称为肺野的支气管末梢以及有肺泡的肺部深处。

肺野部分的腺癌多发于女性，症状不明显；而肺门部分的鳞癌和小细胞癌与吸烟有密切联系，其中小细胞癌很容易转移。此外，肺野部分的大细胞癌增殖速度很快。

肺癌的治疗方法除了常规的手术、抗癌药、射线疗法外，第四疗法——促使体内免疫保持活性的“免疫检查点阻碍剂”（见前文）也备受人们关注。

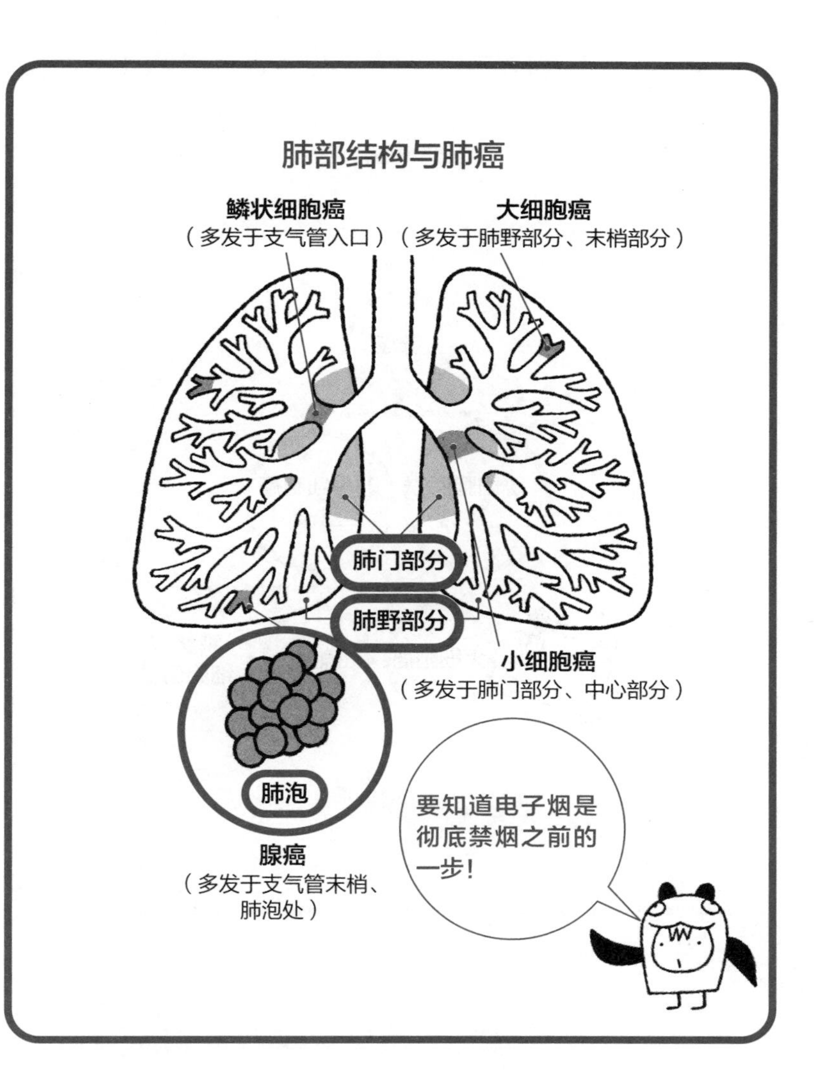
肺部结构与肺癌
鳞状细胞癌
（多发于支气管入口）
大细胞癌
（多发于肺野部分、末梢部分）
肺门部分
肺野部分
小细胞癌
（多发于肺门部分、中心部分）
肺泡
腺癌
（多发于支气管末梢、
肺泡处）
要知道电子烟是
彻底禁烟之前的
一步！

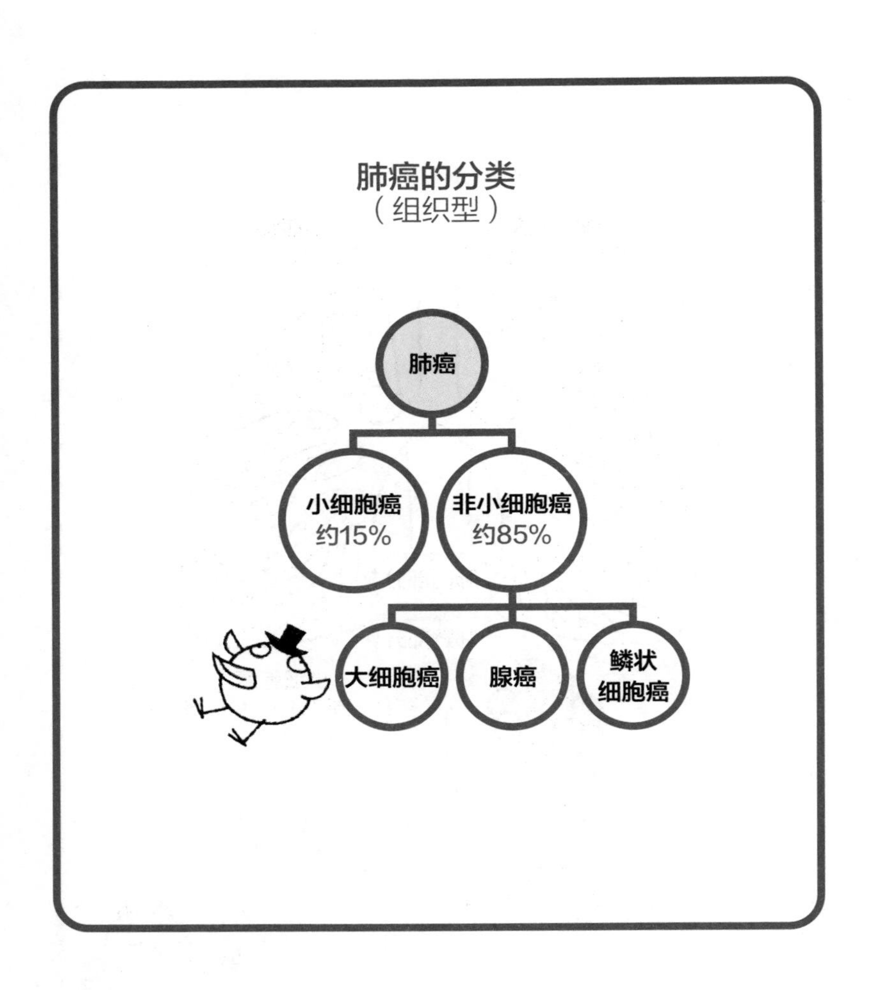
肺癌的分类
（组织型）
肺癌
小细胞癌
约15%
非小细胞癌
约85%
大细胞癌
腺癌
鳞状
细胞癌

感染幽门螺杆菌是胃癌的最大诱因

感染源为饮用水和食物

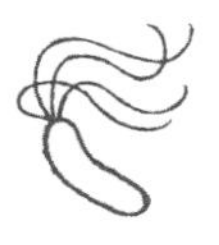

覆盖胃壁内侧的黏膜细胞变为癌细胞，不断增殖后会导致胃癌。在这个过程中“幽门螺杆菌”这种细菌做出了不少“贡献”。世界卫生组织（WHO）下属组织国际癌症研究机构（IARC）将致癌物质列为5个等级。“确定人类致癌物”为第一级（Group 1，也称为1类致癌物)，是风险最高的一级。如：乙型肝炎病毒、丙型肝炎病毒、人乳头瘤病毒、黄曲霉素、某些抗癌剂、射线等，而1994年幽门螺杆菌也被加入第一级中。

幽门螺杆菌是生活在人们胃中的细菌，会与叫作脲酶的酶结合生成氨气，损伤胃黏膜表面，并诱发慢性胃炎或十二指肠溃疡、胃癌等。幽门螺杆菌通常在儿童时期（5岁以下）感染，长大后只要不主动除菌是不会自动消失的。

幽门螺杆菌大部分是通过水和食物，从嘴中进入身体的。现在众所周知，幽门螺杆菌是可以被清除掉的。一般来说，是服用阻止幽门螺杆菌等微生物成长的两种抗生素和调节胃里酸度增加抗生素功效的3种药。服药后，胃癌的致癌率将会大幅度下降。2014年，IARC也推荐人们进行幽门螺杆菌去除来预防胃癌。

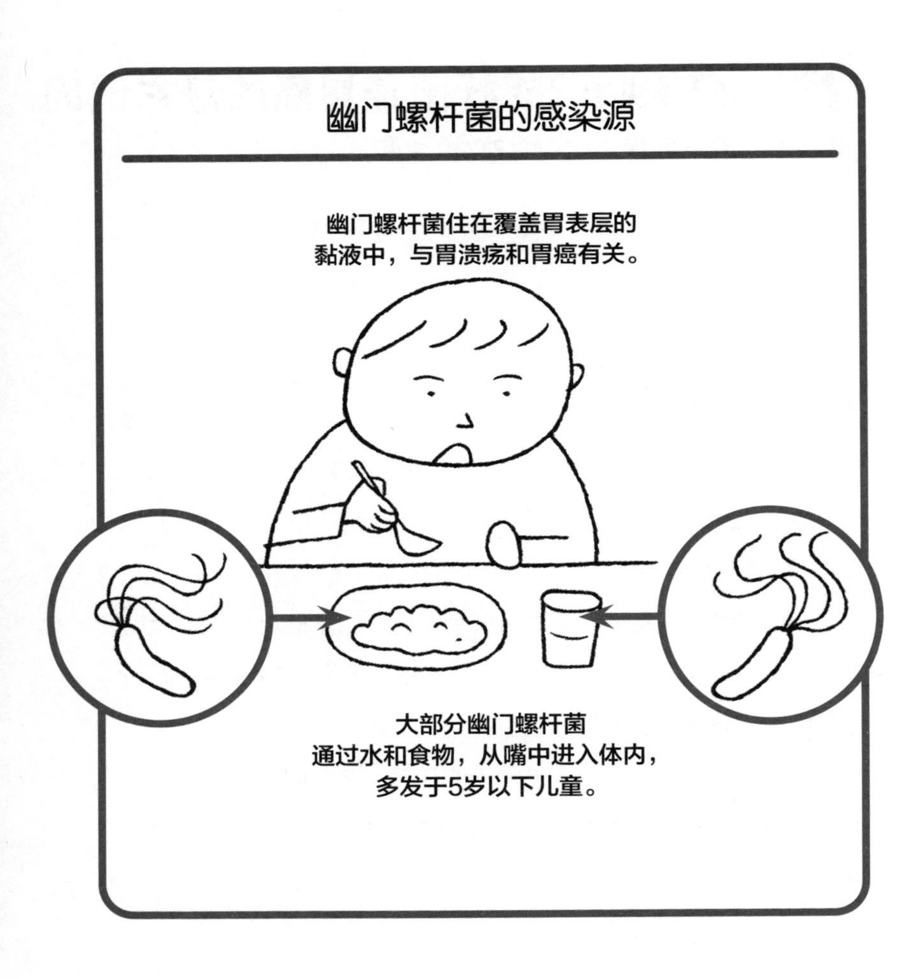
幽门螺杆菌的感染源
幽门螺杆菌住在覆盖胃表层的
黏液中，与胃溃疡和胃癌有关。
大部分幽门螺杆菌
通过水和食物，从嘴中进入体内，
多发于5岁以下儿童。

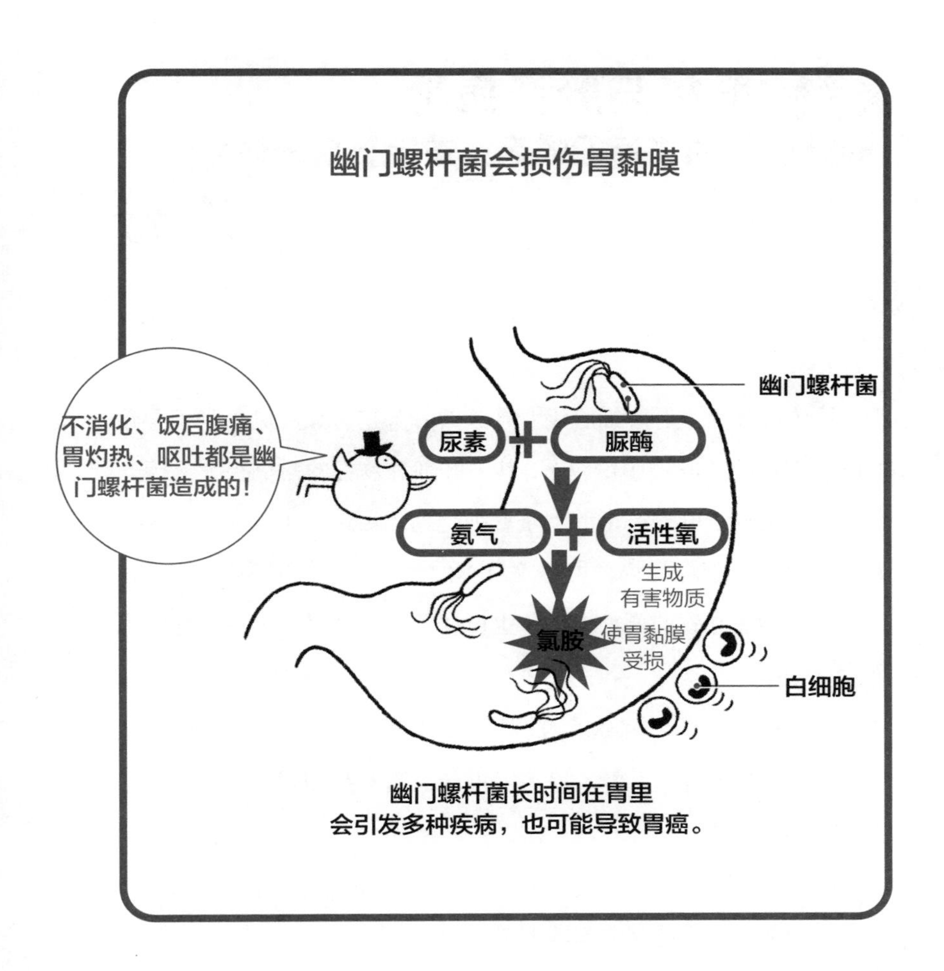
幽门螺杆菌会损伤胃黏膜
不消化、饭后腹痛、胃灼热、呕吐都是幽门螺杆菌造成的！
幽门螺杆菌
尿素
脲酶
氨气
活性氧
生成有害物质
氯胺
使胃黏膜受损
白细胞
幽门螺杆菌长时间在胃里
会引发多种疾病，也可能导致胃癌。

肝癌与肝炎病毒

预防生活习惯病，重视日常身体管理

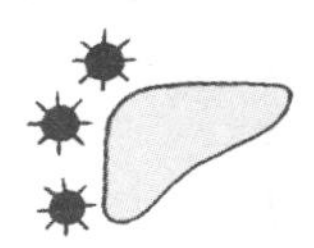

肝癌可分为由肝脏细胞癌变导致的**肝细胞癌**和肝脏内胆管导致的**胆管细胞癌（肝内胆管癌）**。其中肝细胞癌占的比例极大，因此一般我们说的“肝癌”指的就是肝细胞癌。虽然近年来死于肝癌的患者人数处于下降趋势，但每年日本的死亡人数依旧高达3万，在所有恶性肿瘤导致的死亡人数中也位居前列。并且，男性更容易患肝癌。

肝脏也被叫作“沉默的脏器”，因为在肝癌早期几乎没有什么能自己察觉到的症状。随着肝癌的发展，腹部会出现硬块、压迫感或疼痛和黄疸。

肝细胞癌发生的主要原因是**乙型肝炎病毒或丙型肝炎病毒**，但无论哪种都与引发癌症的基因无关。

肝脏的再生能力很强，病毒导致的炎症经过数年才会引发肝炎。肝炎持续6个月以上就形成慢性肝炎，随后转变为肝硬化或肝癌。因此，早发现早治疗至关重要。但也有人不知道为什么就感染上了肝炎，因此请记住要定期接受血液检查。

除了病毒感染以外，大量饮酒、吸烟、食用黄曲霉素（发霉的花生会含有这种毒素）、糖尿病等也是诱因。

近来，非肝炎病毒性脂肪肝导致肝细胞癌的案例也在增加。因此，我们一定要改善生活习惯病、肥胖等，以减少滞留在肝脏中的中性脂肪。

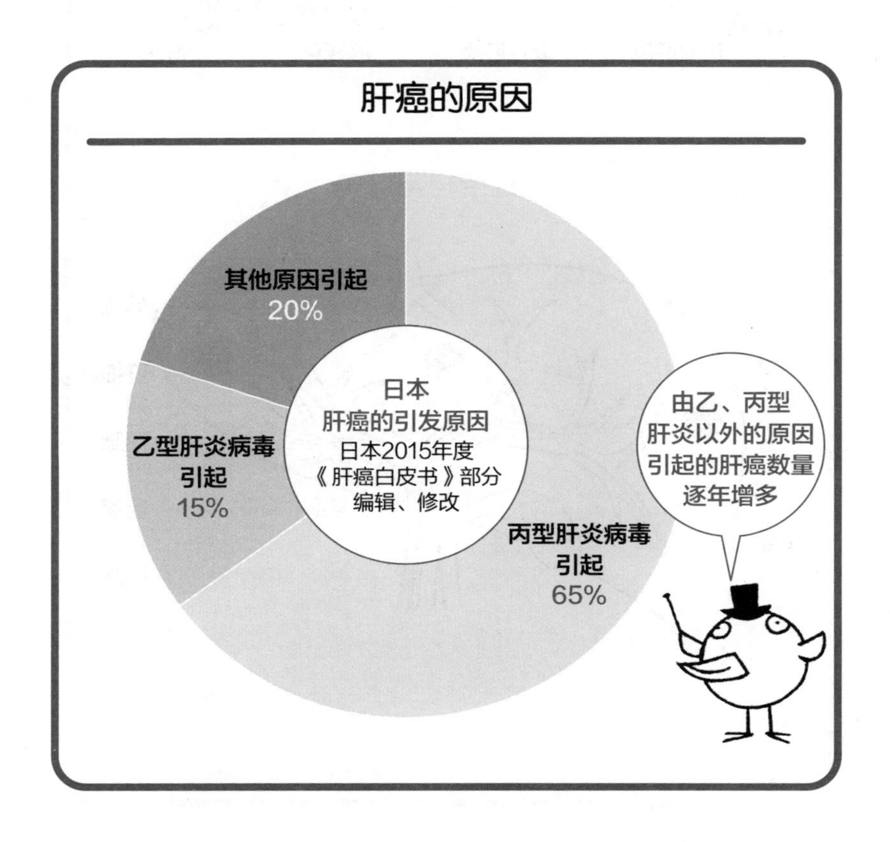

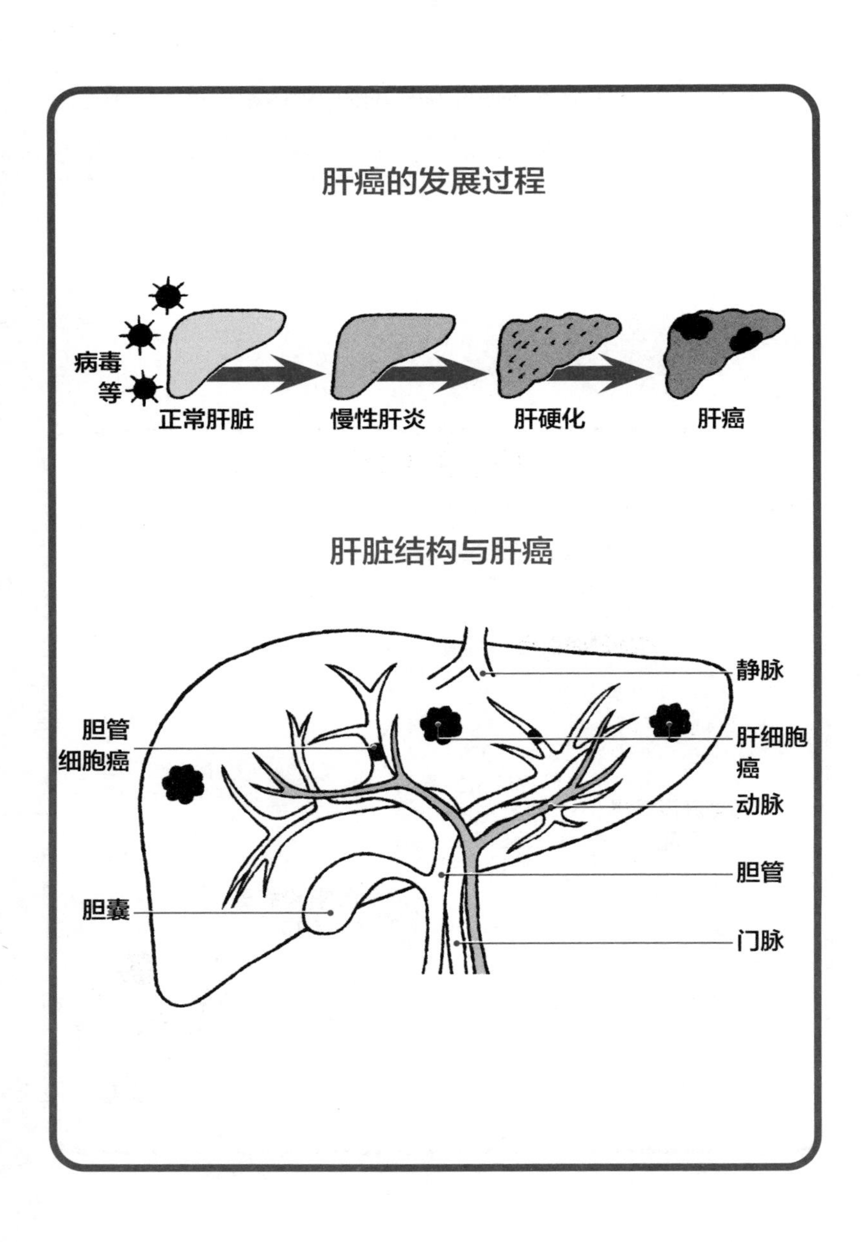

肝癌的发展过程
病毒
等
正常肝脏
慢性肝炎
肝硬化
肝癌
肝脏结构与肝癌
静脉
胆管
细胞癌
肝细胞
癌
动脉
胆管
胆囊
门脉

饮酒与肝癌的关系
带有强烈毒性的乙醛会损伤DNA

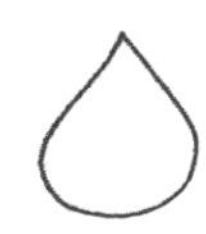

肝脏负责储存运送来的营养，是有毒物质和药物处理（解毒作用）的代谢中枢，还可以产生胆汁，促进消化，且拥有超高的再生能力。

众所周知，饮酒对肝脏有害，大量饮酒的习惯是导致**肝硬化**的主要原因。而大部分肝硬化都会发展成肝癌，因此现在人们认为饮酒可能直接导致肝癌。

虽然现在我们还不是很明确酒精的致癌性，但明确的是**酒精进入体内后，会代谢成可能引发癌症的乙醛和乙酸。乙醛会损伤细胞内部的DNA，并且阻止损伤修复。**

有很多酒量差的亚洲人，他们体内分解酒精代谢物乙醛的酶较少，对这类人来说，饮酒对肝癌的影响与酒量好的欧美人不同。**所谓宿醉，就是肝脏没能完全处理好乙醛所引发的现象。**

在体检时，我们经常听到医生说“你体内γ-GTP（血清γ-谷氨酰转肽酶）数值较高，得控制饮酒量了”，这里说的“γ-GTP”是在胆管产生的一种酶，它和在肝细胞产生的“GOT（尿谷草转氨酶）”并称为“**转氨酶**”。转氨酶负责在肝脏代谢氨基酸，如果肝细胞损伤并被破坏，就会流进血液里，导致转氨酶数值上升，因此通过它的数值就可以在一定程度上了解肝功能。

简单来说，如果两者的数值较高就说明肝细胞正在被缓慢破坏。

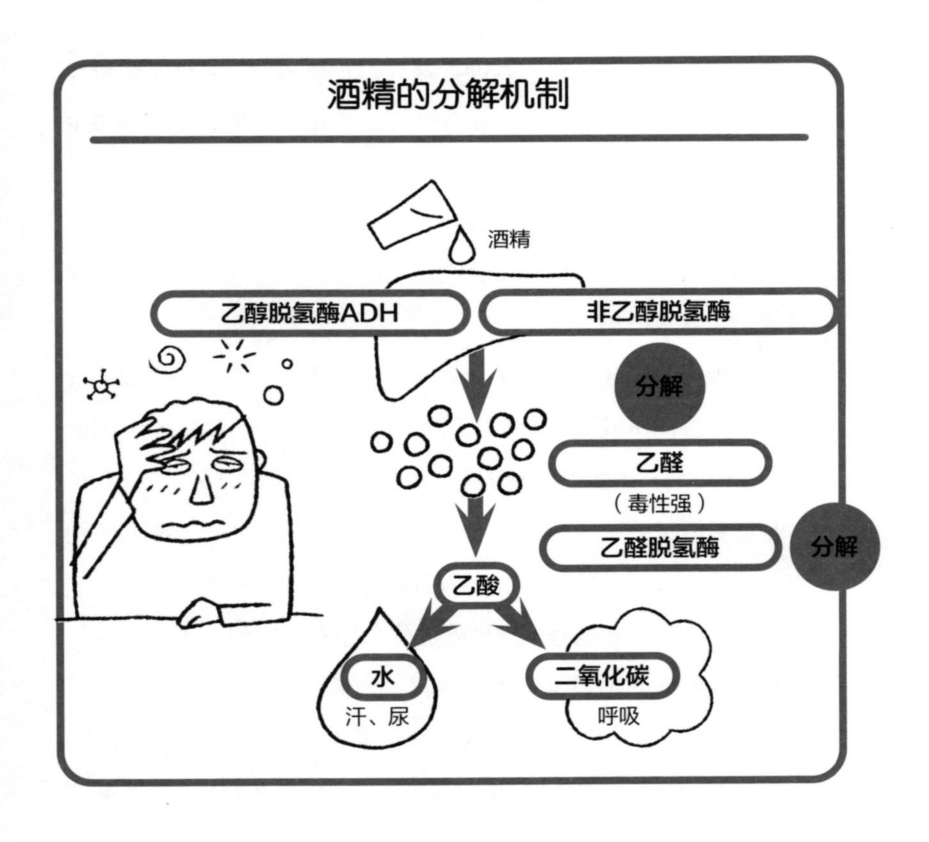

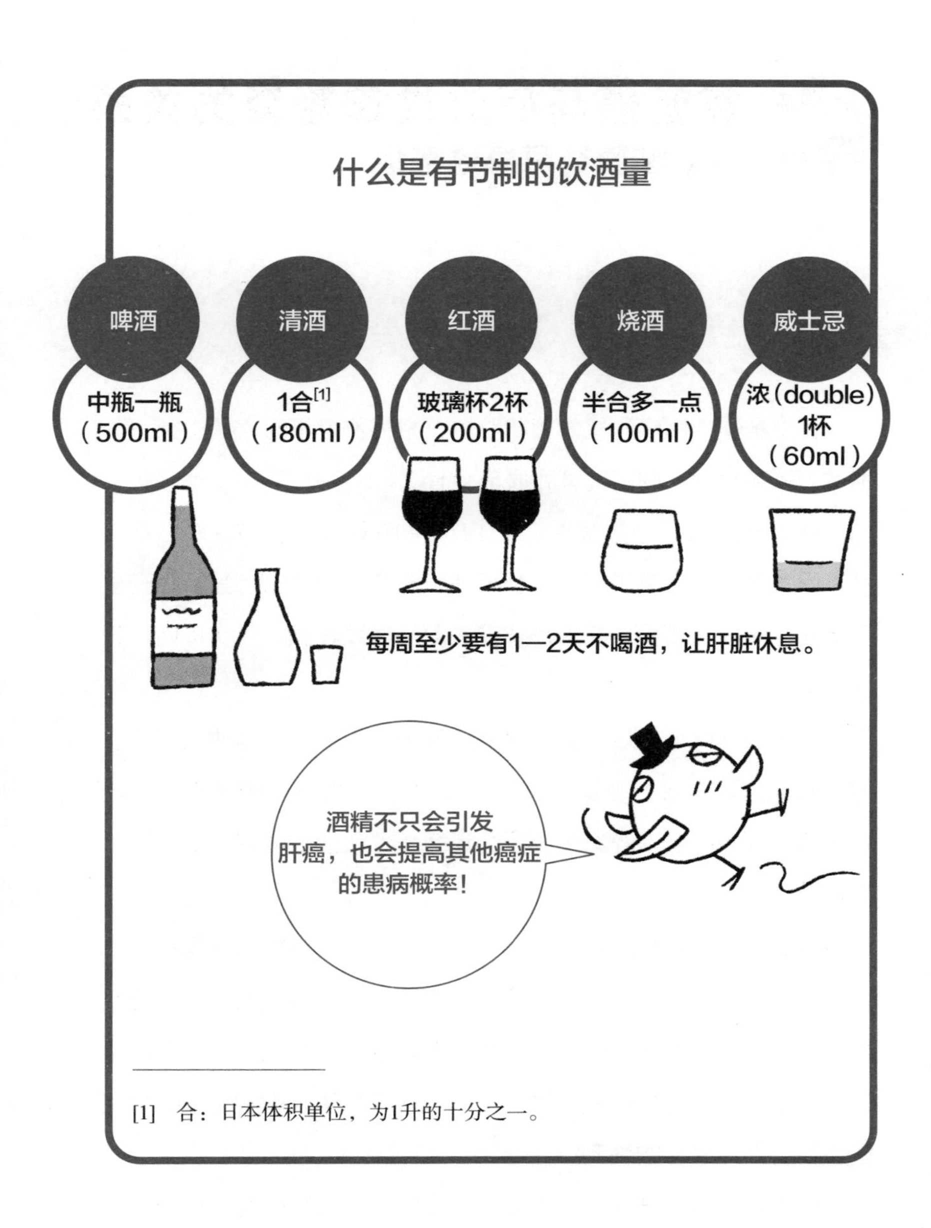

[1] 合：日本体积单位，为1升的十分之一。

食管癌与反流性食管炎的关系

食管黏膜炎可导致癌症

食管是连接咽喉和胃的管状脏器，根据位置不同，从上至下分别称为颈部食管、胸部食管和腹部食管。

食管癌多发于高龄男性，平均每年10万人中有17.9人患食管癌。**日本人所得的食管癌大半都长在食管的中间位置，其次长在食管下部。一般食管癌长在覆盖食管内部的黏膜表面，**一次可同时长出多个。

食管癌不断增殖后，会向深处（外侧）扩散，可延伸到气管、大动脉等周围脏器处（浸润）。随后，癌会顺着食管的淋巴液，流到颈部、胸部、腹部等更多位置，还会顺着血液扩散到肺部、肝脏等各个脏器中。

食管癌在早期是几乎没有症状的，但会出现进食时胸部不适、咳嗽、声音嘶哑、体重减少等症状。随着食管癌的发展，会出现吞咽困难的情况，有很多患者都是在这个阶段来医院就诊的。**引发食管癌的主要原因是吸烟和饮酒。日本人多发的鳞状细胞癌与吸烟和饮酒有着极为紧密的联系。**

喝酒后体内产生致癌物乙醛，而体内分解乙醛的酶活性较弱的人就有很高的可能性患上食管癌。

如果既吸烟又饮酒，那么危险系数大大提高。

包括胃酸在内的胃液向食管逆流的疾病叫作**胃食管逆流症**，可根据黏膜状态分为**逆流性食管炎**和**非糜烂性胃食管逆流症**。

逆流性食管炎会出现胸灼烧感、泛酸水的症状，罹患率很高。通过内视镜检查可观察到食管黏膜上有糜烂或溃疡等异常病变。

非糜烂性胃食管逆流症虽然也会出现胸灼烧感、泛酸水的症状，但是通过内视镜检查不会观察到糜烂或溃疡等现象。

无论是以上哪种疾病，都是由于胃酸刺激黏膜导致的。与胃黏膜不同，食管黏膜是**无法承受胃酸的刺激的**，**因此接触胃酸后会引发炎症**，**称为巴雷斯特食管**，**也可能发展成巴雷斯特腺癌**。

治疗方法是服用抑制胃酸分泌的药物，但戒烟、控制饮酒等生活习惯的改善也是至关重要的。

此外，摄取油脂过高的食物会促进胃酸分泌，因此非常推荐大家低脂肪饮食。

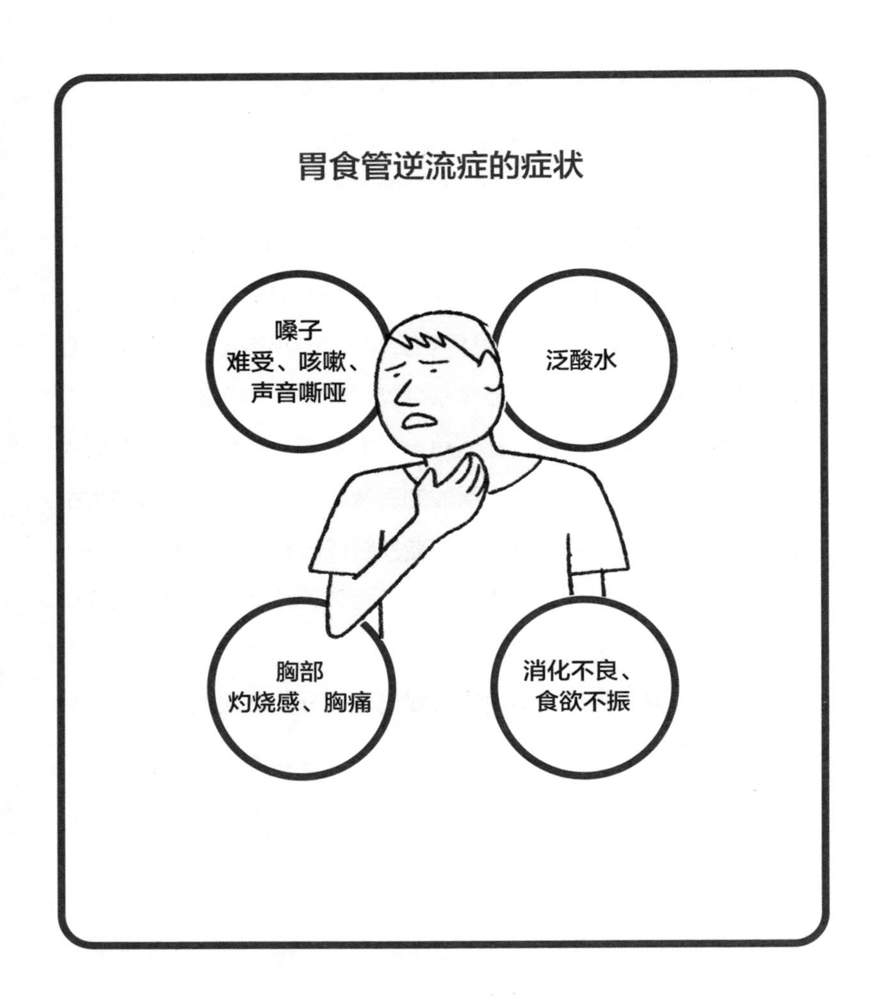
胃食管逆流症的症状
嗓子
难受、咳嗽、
声音嘶哑
泛酸水
胸部
灼烧感、胸痛
消化不良、
食欲不振

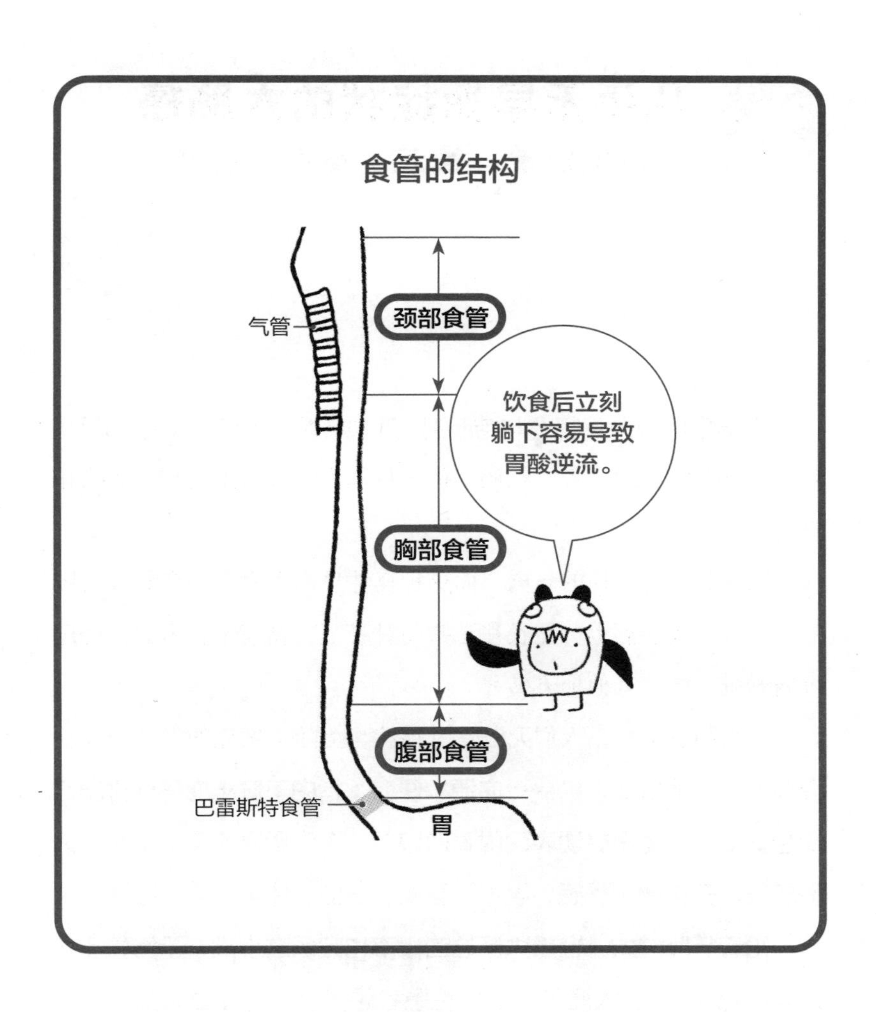
食管的结构
颈部食管
气管
饮食后立刻
躺下容易导致
胃酸逆流。
胸部食管
腹部食管
巴雷斯特食管
胃

几乎无早期症状的大肠癌

要留意血便、便血、贫血等症状

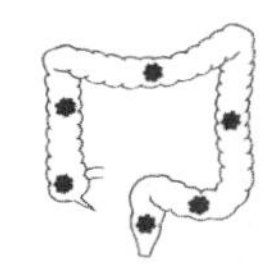

大肠癌可分为直肠癌与结肠癌，其中半数以上的大肠癌都是直肠癌。结肠癌多发于乙状结肠部位。日本人很容易患乙状结肠癌和直肠癌。

腺瘤是一种良性的息肉，而这种良性息肉可发生癌变导致大肠癌。此外，大肠癌也可能长在正常的黏膜上。黏膜上长出的大肠癌可向肝脏、肺等其他地方转移。

在大肠癌早期，人们无法察觉症状，但随着癌症的发展，症状会接二连三地出现，包括：**血便、便血（指由于肠出血导致排出红黑色粪便，或者是粪便表面附着血液）、腹泻和便秘交替出现、大便较细、有排便不尽感、腹胀、腹痛、贫血、体重下降等症状。**

随着年龄增大，罹患大肠癌的概率也会随之增高，平均每年10万人中有103人患大肠癌，且男性患者居多。肠癌死亡人数仅次于肺癌，处于第二位。

其中有家族性遗传因素，很多患者的近亲也患有大肠癌。此外，不好的生活习惯也是导致大肠癌的罪魁祸首之一。如摄取过多猪、牛、羊等红肉和培根、火腿、香肠等加工肉类，吸烟、饮酒等都会提高患病风险。**大肠癌几乎没有早期症状，因此大家一定要定**

时检查，争取早发现早治疗。

体检中的大便潜血检测是为了检查大便中是否混有由肠癌或息肉导致的出血情况。因为癌症导致的出血并不是持续性的，因此少量的大便无法成功检测出大便潜血。为此，通常病人需要准备2天的大便来完成检测。

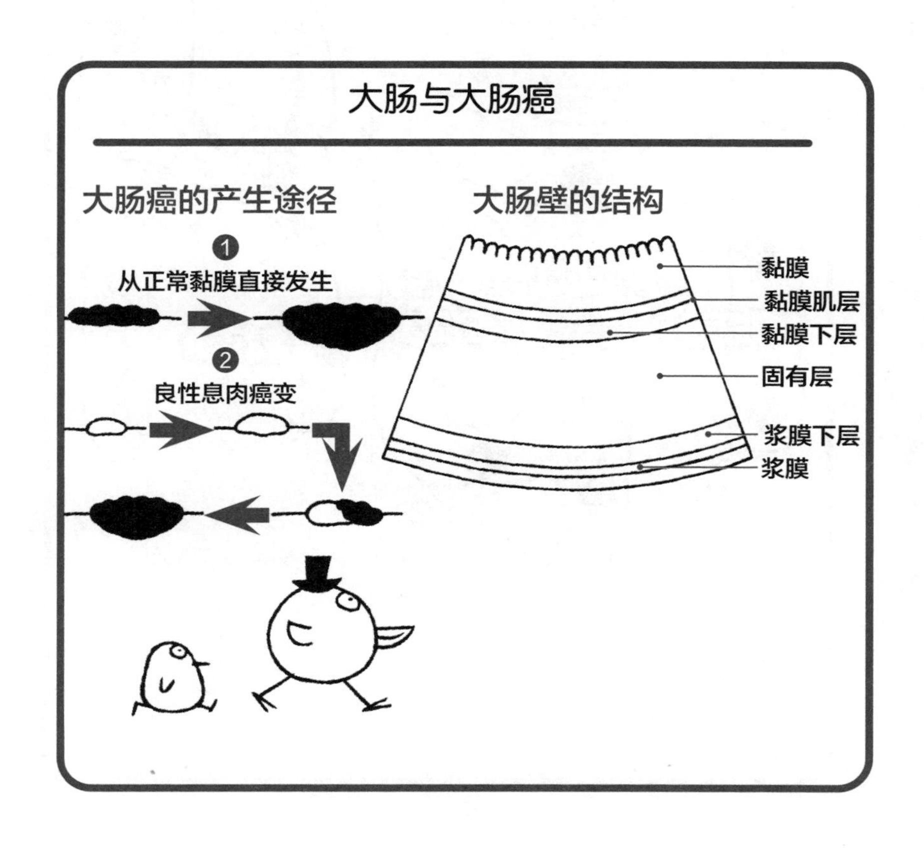

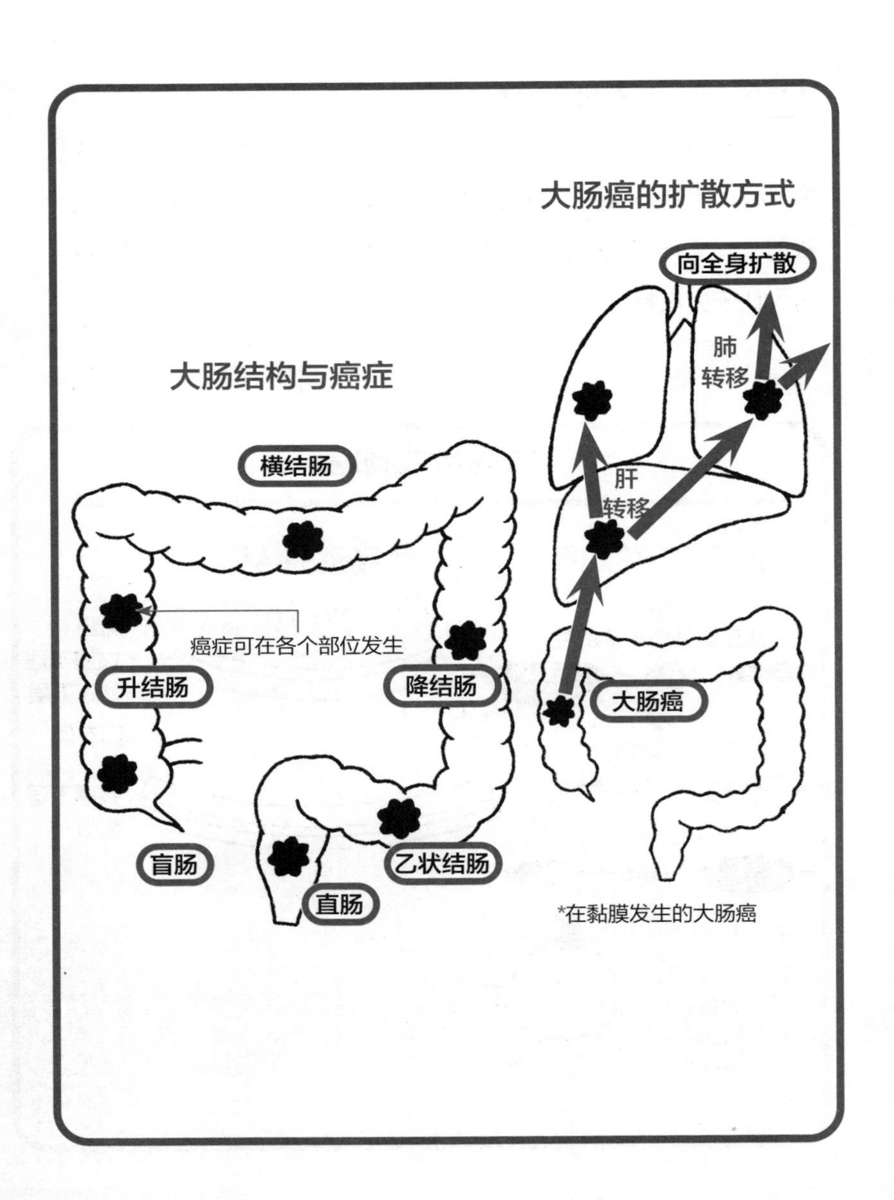
大肠癌的扩散方式
向全身扩散
肺
转移
肝
转移
大肠癌
*在黏膜发生的大肠癌
大肠结构与癌症
横结肠
癌症可在各个部位发生
升结肠
降结肠
盲肠
乙状结肠
直肠

42 棘手的胰腺癌
很难在早期发现的恶性癌症

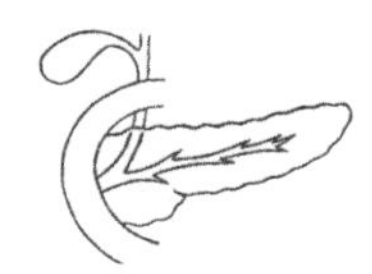

胰腺位于胃的后方，被十二指肠包围，是一个长度约为20cm的狭长脏器。**胰尾**与脾脏相连，胰腺的中间位置为**胰体**，最上面为**胰头**。

胰腺有两个功能：**一个是产生促进食物消化的胰液，属于外分泌功能；另一个是产生调节血糖的胰岛素，属于内分泌功能**。

从胰腺的外分泌组织中长出的恶性肿瘤就是胰腺癌。90%的胰腺癌都长在胰管上皮细胞中，这种癌症叫作**浸润性胰管癌**。我们所说的胰腺癌通常指的就是这种浸润性胰管癌。

胰腺位于胃的后部，外加胰腺癌的症状不明显，人们很难在胰腺癌初期时发现。胰腺被肝脏、胆管、十二指肠等重要器官或血管包围，因此胰腺癌会很快浸润、转移、发展，引起腹痛、食欲不振、腹胀、黄疸、腰背痛等症状。此外，还可能引发糖尿病。

只不过这些症状并不仅限于胰腺癌，且即使得了胰腺癌，也不一定引发这些症状。

有非常多的患者在发现患胰腺癌时已经是晚期了，50%以下的患者能活到5年以上，因此胰腺癌是极为棘手的恶性癌症。诱发胰腺癌的原因有慢性胰腺炎、糖尿病、近亲胰腺癌病史、肥胖、吸烟等。

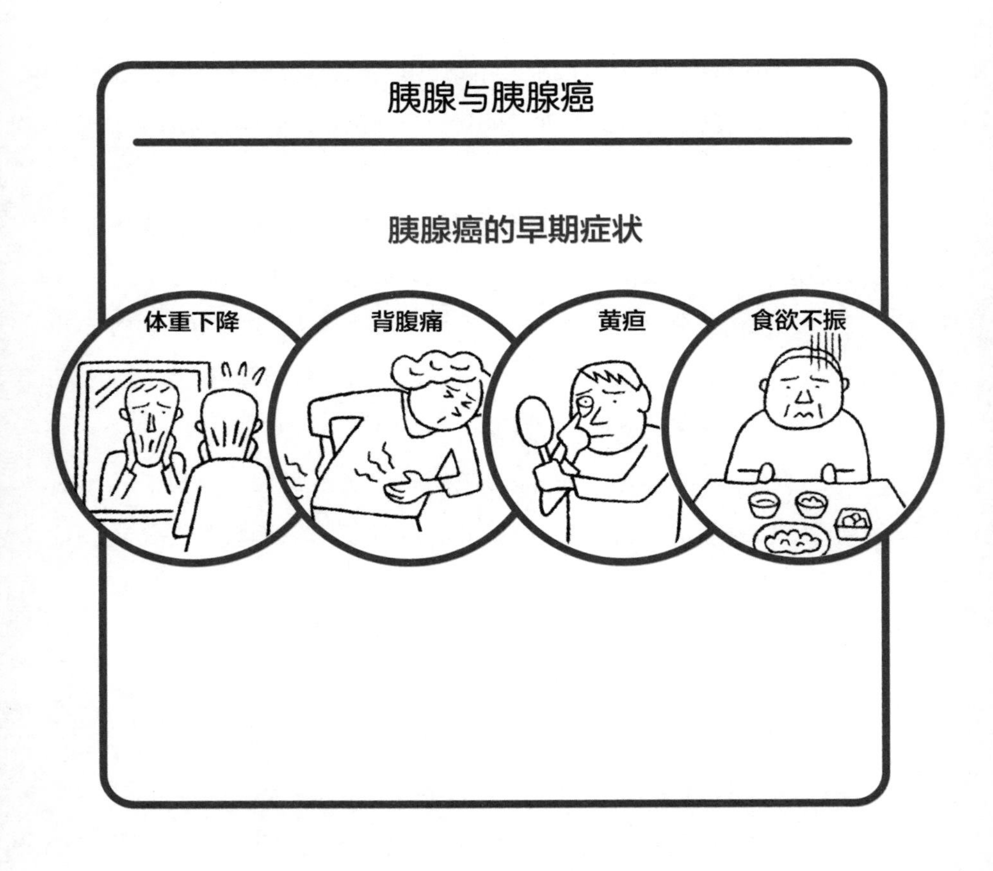

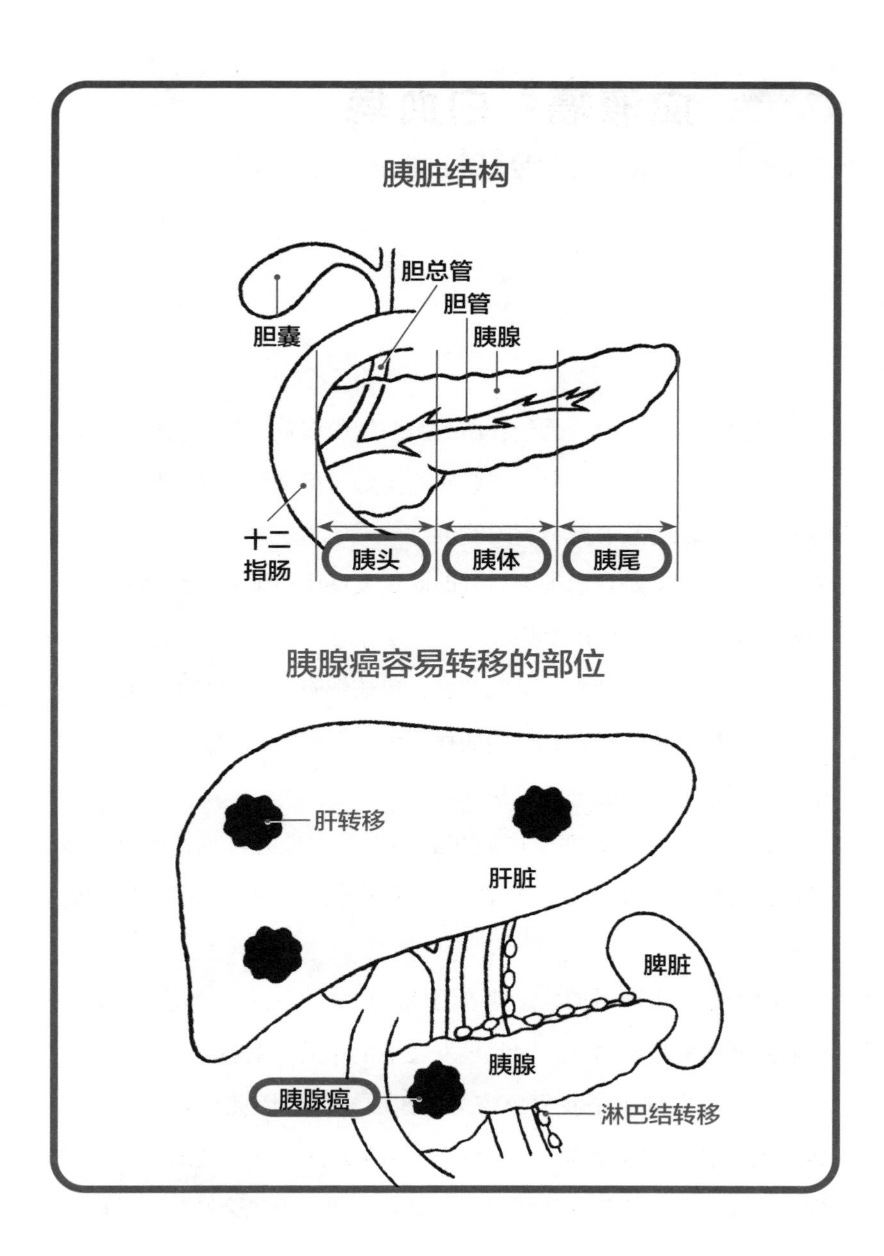
胰脏结构
胆总管
胆管
胆囊
胰腺
十二
指肠
胰头
胰体
胰尾
胰腺癌容易转移的部位
肝转移
肝脏
脾脏
胰腺
胰腺癌
淋巴结转移

血液癌：白血病

迅速恶化的急性骨髓性白血病

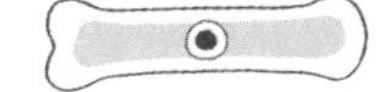

白血病就是血癌，是一种白细胞系细胞在骨髓或淋巴结进行恶性增殖的疾病，主要可分为未成熟的细胞（芽细胞）进行增殖的急性白血病，以及各个发展阶段的细胞一同出现的慢性白血病。简单来说，白血病就是淋巴细胞以外的既定发展成白细胞、红细胞、血小板的细胞发生癌变的疾病。

根据增殖的粒细胞、淋巴细胞、单核细胞等不同种类，还可将白血病大致分为急性骨髓性白血病、慢性骨髓性白血病、急性淋巴性白血病、慢性淋巴性白血病等。

其中，慢性骨髓性白血病在成年患者中最为常见，而急性淋巴性白血病多见于儿童、年轻人，慢性淋巴性白血病则多发于老年人。

随着年龄不断增加，急性骨髓性白血病的发病率会逐渐增大，疾病发展速度也会增大，因此早发现早治疗极为重要。

正常的白细胞是我们免疫力的主要来源，因此一旦患上白血病，人体就会感染健康时不会被感染的疾病，正常红细胞也会减少，导致贫血、晕眩等症状出现。此外，血小板也会减少，继而导致大出血。

目前，人们只知道染色体或基因异常可导致急性前骨髓细胞性白血病；曾接受抗癌药物治疗或化疗的人可能导致继发性白血病；除此以外，患白血病的原因不明。

目前主要的治疗方法是综合各种抗癌药物，进行**化疗（化学药物治疗的简称）**。如果有合适的骨髓捐赠者，还可以进行**造血干细胞移植**，但目前还没有一种非常完善的治疗方法。

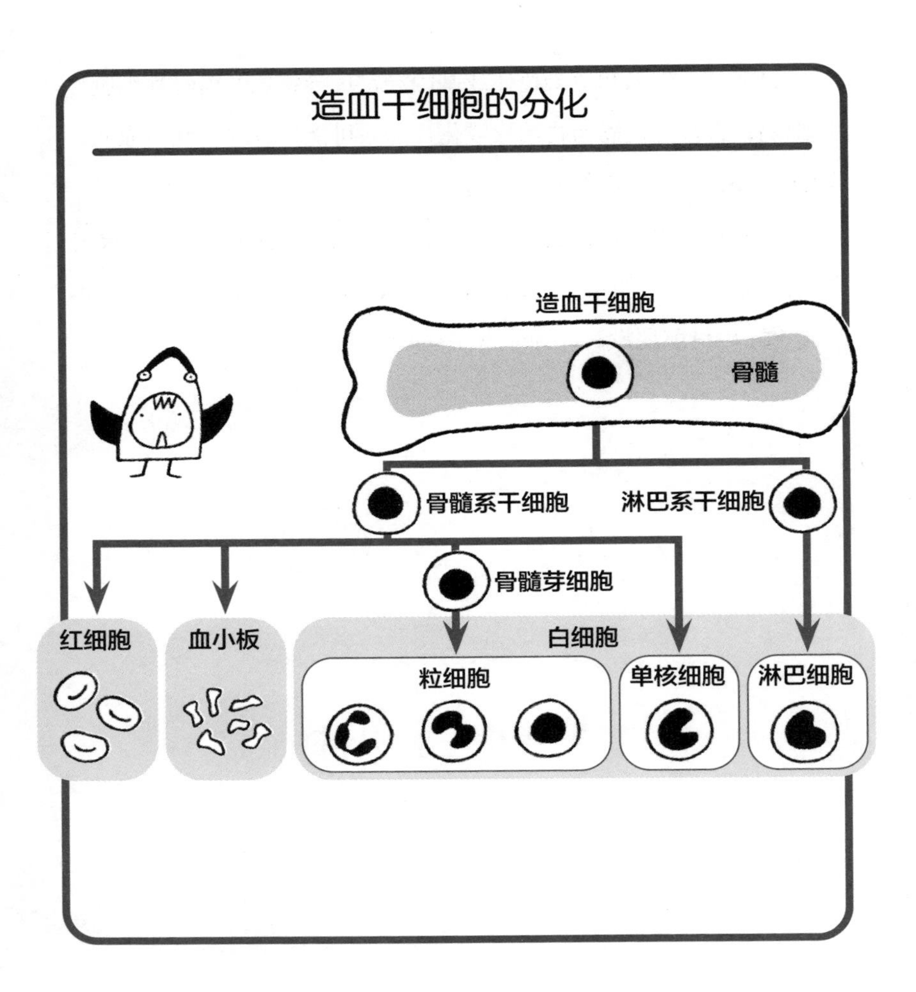
造血干细胞的分化
造血干细胞
骨髓
骨髓系干细胞
淋巴系干细胞
骨髓芽细胞
红细胞
血小板
白细胞
粒细胞
单核细胞
淋巴细胞

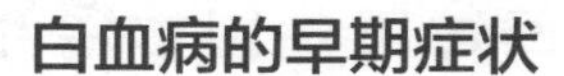

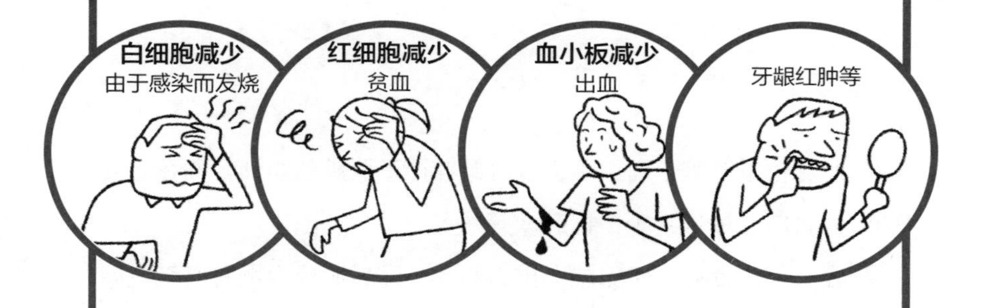

白血病的分类

急性白血病	急性骨髓性白血病 急性淋巴性白血病、淋巴芽细胞性淋巴瘤 急性前骨髓细胞性白血病等
慢性白血病	慢性骨髓性白血病 慢性淋巴性白血病、小淋巴性细胞淋巴瘤
	成人T细胞白血病、淋巴瘤
	骨髓增生异常综合征等

造血干细胞移植

44 胆囊和胆管中发病的胆道癌

黄疸、白色便是警示信号

胆囊位于肝脏下面，负责暂时储存产于肝脏的胆汁，并在必要的时候将胆汁输送到十二指肠。

在人们进食后，胆囊就会排出胆汁，随后胆汁会顺着胆管流向十二指肠，促进消化。

胆囊、肝外胆管、十二指肠大乳头合在一起为胆道，在胆囊或胆囊管生成的恶性肿瘤为胆囊癌。胆囊癌、胆管癌、十二指肠大乳头癌都是胆道癌。

其中胆囊癌占了胆道癌中绝大部分，其次就是胆管和十二指肠大乳头交会处长的乳头部癌。从组织上来说，腺癌占了大半，其次是鳞状上皮细胞癌。**胆囊癌占了腺癌的50%—75%，经常与胆结石并存。同时患有胆结石和胆囊癌的患者只占2%—3%，但是有胆结石的人患胆囊癌的概率是没有胆结石的人的4倍。**

胆囊癌长在胆囊内壁时，人体几乎没有症状。一般都是在进行B超检查，或者做胆结石手术时，才偶然发现患有胆囊癌。

胆囊癌初期是没有症状的，但是随着癌症的发展，会出现各种症状。

胆囊癌发展下去就会出现黄疸，主要症状是胸口或右侧腹部会

出现疼痛。如果还出现呕吐、体重下降等症状，最好到医院就诊。

胆管癌长大后，胆道就会变窄，无路可走的胆汁可能会渗入血液。胆汁中所含的胆红素在血液中浓度变高，会使得皮肤或眼白变黄，这叫作**阻塞性黄疸**。当胆汁无法进入肠内，大便的颜色就会发白。

血液中的胆红素浓度过高时，尿的颜色会像浓茶一样。此外，黄疸出现后，胆汁酸会进入血管，引发皮肤瘙痒。

十二指肠大乳头癌会导致黄疸、发热、腹痛等多种现象。当患者疑似胆道癌时，会进行血液检查、腹部B超、CT（电脑断层成像）、MRI（磁共振成像）等来检查胆管或胰管等。

胆囊结构与各个部位的癌症
（胆道癌）

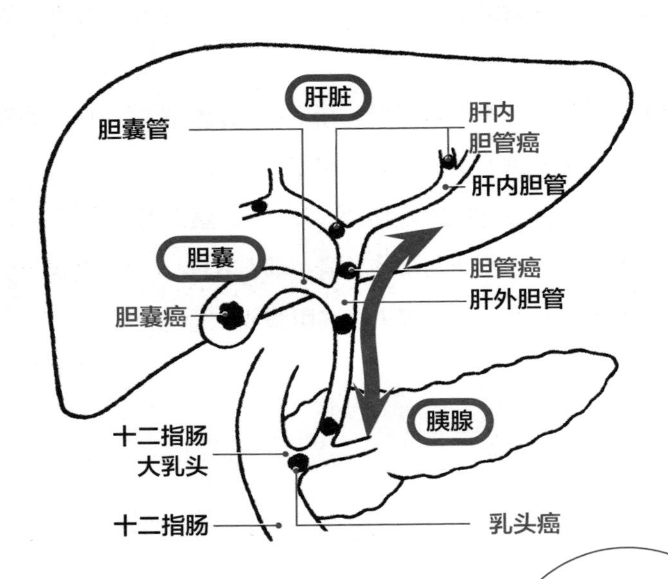

胆道就是为肝脏产出的胆汁提供的通路，
包括肝外胆管、胆囊、十二指肠大乳头。

胆道癌
胆囊癌、胆管癌、十二指肠大乳头癌

如果早期发现
的话，可通过手术根治。
因此一定要定期体检。

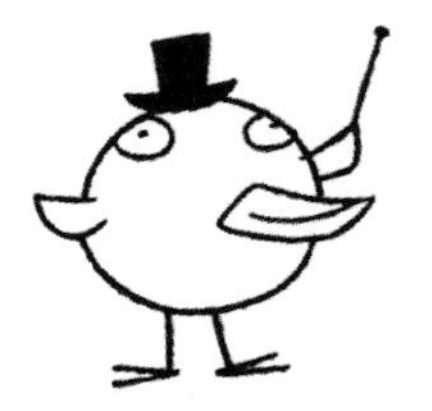

高龄男性多发的前列腺癌

早期可以通过PSA值发现

前列腺是男性特有的脏器，位于膀胱下面，包围尿道，可产生激发精子活力的前列腺液。

前列腺失去正常细胞增殖的机能，进行自我增殖就会导致前列腺癌。

前列腺癌过去多发于欧美人，日本人很少患病。但是最近30年，尤其是60岁以上老人，随着年龄增高，前列腺癌的罹患率也大大增高。

前列腺细胞数增多导致的良性疾病**前列腺肥大**的发病率随年龄递增。前列腺肥大会压迫尿道导致排尿困难。

前列腺癌大都没有早期症状，但是会出现和前列腺肥大相同的症状，如排尿困难、尿频、尿不尽等。随着癌症的发展，可能还会出现尿血、腰痛，转移到骨头引发骨头疼痛，甚至行走困难等症状。多数情况下，前列腺癌发展较为缓慢。

诱发前列腺癌的原因有家族病史、肥胖、过量补钙、吸烟等，但尚未完全明确。

前列腺液中，有一种蛋白质叫作“PSA（前列腺特异性抗原）”。几乎所有PSA都会从前列腺分泌到精液中，但有极少部分会进入血液。PSA值越高，患前列腺癌的概率越大，因此PSA被用作肿瘤标志物来判定筛检结果以及治疗效果。

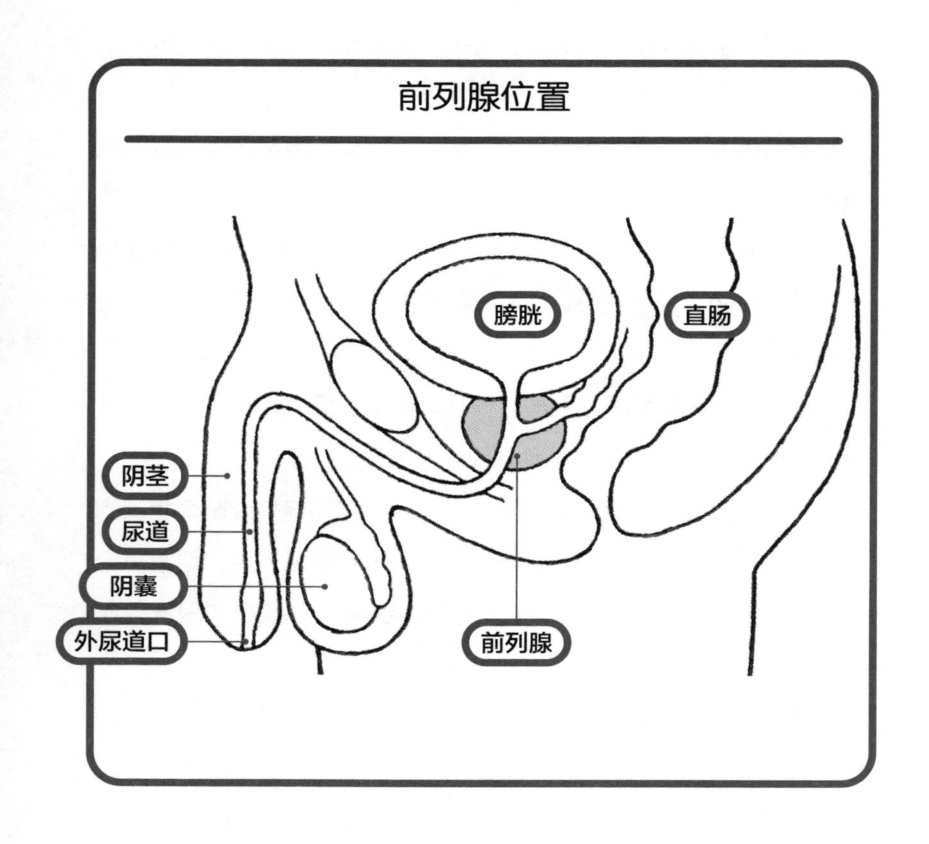

前列腺肥大与前列腺癌

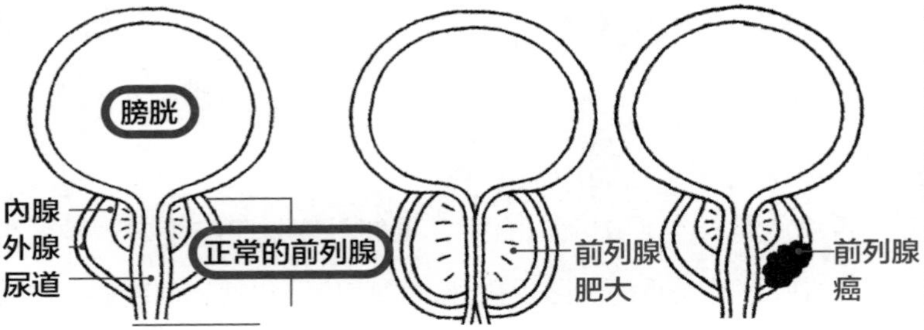

膀胱

内腺
外腺
尿道

正常的前列腺

前列腺
肥大

前列腺
癌

PSA
（前列腺特异性抗原）

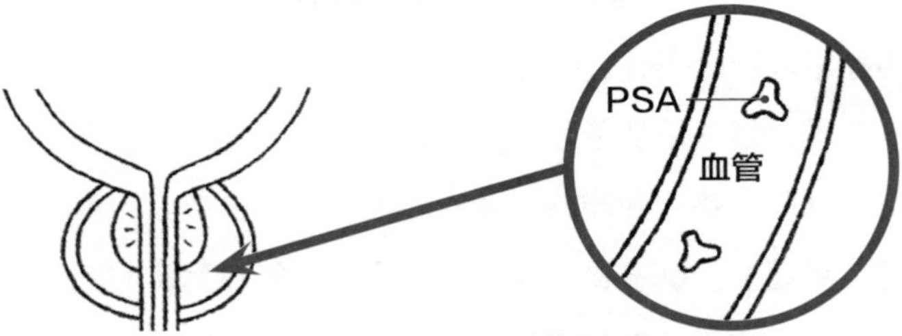

PSA
血管

PSA是一种肿瘤标志物，可以检测出前列腺释放的蛋白质。
在日本，挂泌尿科提出PSA检测申请，是可以使用医疗保险的。

46 自己也能发现的舌癌

口腔内炎症迟迟得不到治疗就会发展成癌症

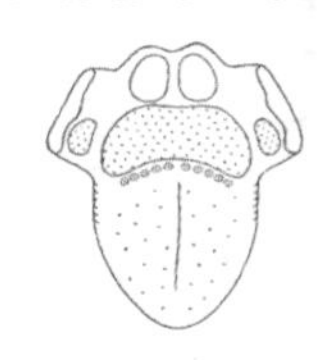

舌癌就是长在舌头上的癌症。虽然舌癌是口腔癌的一种，但90%的口腔癌都是舌癌。除舌癌外，口腔癌还包括软硬腭癌（口腔顶部较硬部分）、口底癌（舌头与牙龈之间）、颊黏膜癌（脸颊内侧黏膜）等。

舌头是由表面黏膜和肌肉构成的。舌头前三分之二的部分是舌体，后面三分之一为舌根。在舌根上长出的癌，在分类上其实不属于舌癌，而是口咽癌。

大部分舌癌是从覆盖舌头表面的鳞状上皮细胞中产生的。舌头上的癌细胞会随着肿瘤的增大而向组织深处扩散。舌癌和其他癌症不同，是可以用镜子看到症状的癌症。如果你舌头上有红色或白色的斑点时，你要引起注意。如果是普通的溃疡，2周左右就会自动恢复。如果超过2周还没有恢复，就有可能得了口腔癌。如果摸起来感觉有硬块，很有可能是恶性口腔癌。

诱发舌癌的原因除了吸烟、饮酒外，医生认为排列不齐的牙齿经常慢性摩擦舌头也可能导致舌癌。舌癌一般长在舌头两侧，很少长在舌头前段和中间。如果牙齿长期摩擦舌头两侧，可能会出现基因薄弱容易被改变的情况。

也有一些舌癌长在不易发觉的舌头背面。并且舌癌在早期就会向颈部的淋巴结转移，并迅速恶化。治疗方法和其他癌症一样，通常采用化疗、放射治疗。如果是进行中的舌癌，一般会进行外科手术，也有一些情况是先用化疗和抗癌药物缩小癌，再进行手术。

虽然手术不会给身体带来太大负担，但切除舌头会严重影响饮食、说话等，留下后遗症。

有时候舌头上长了肿块或红斑，但是却感觉不到疼痛和出血等，这时候就要注意了，一定要尽早去口腔外科就诊。

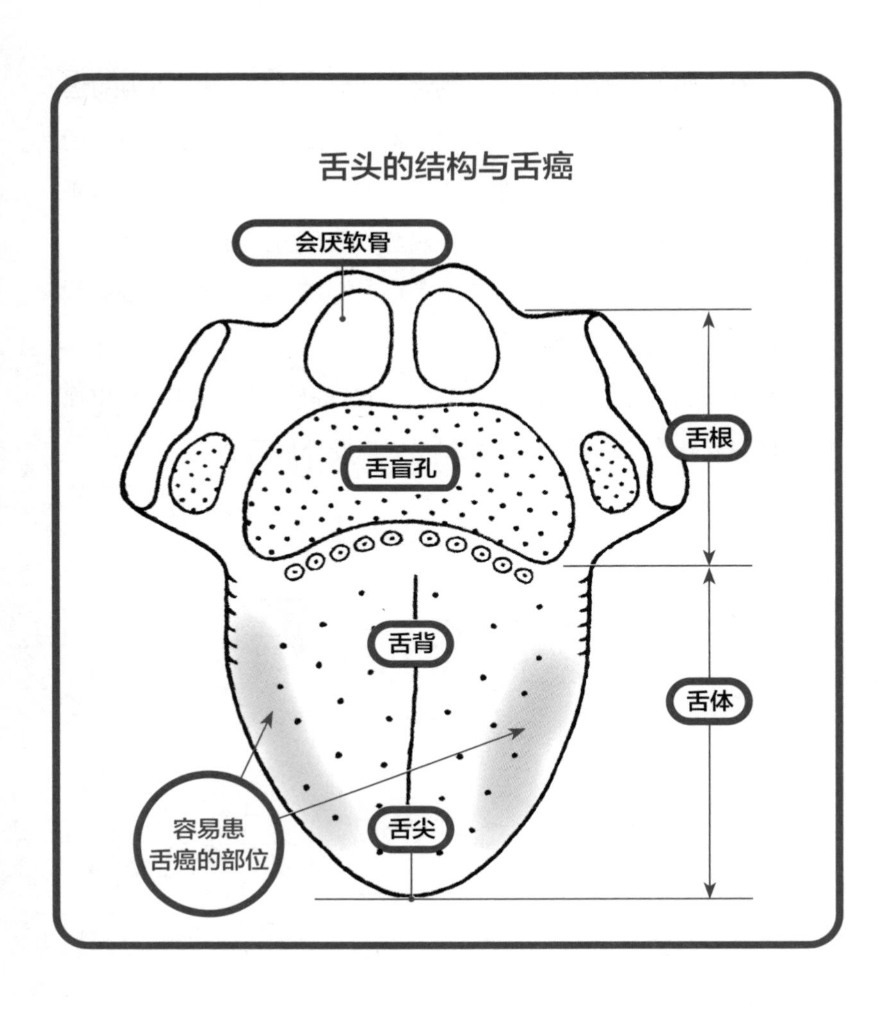
舌头的结构与舌癌
会厌软骨
舌根
舌盲孔
舌背
舌体
舌尖
容易患
舌癌的部位

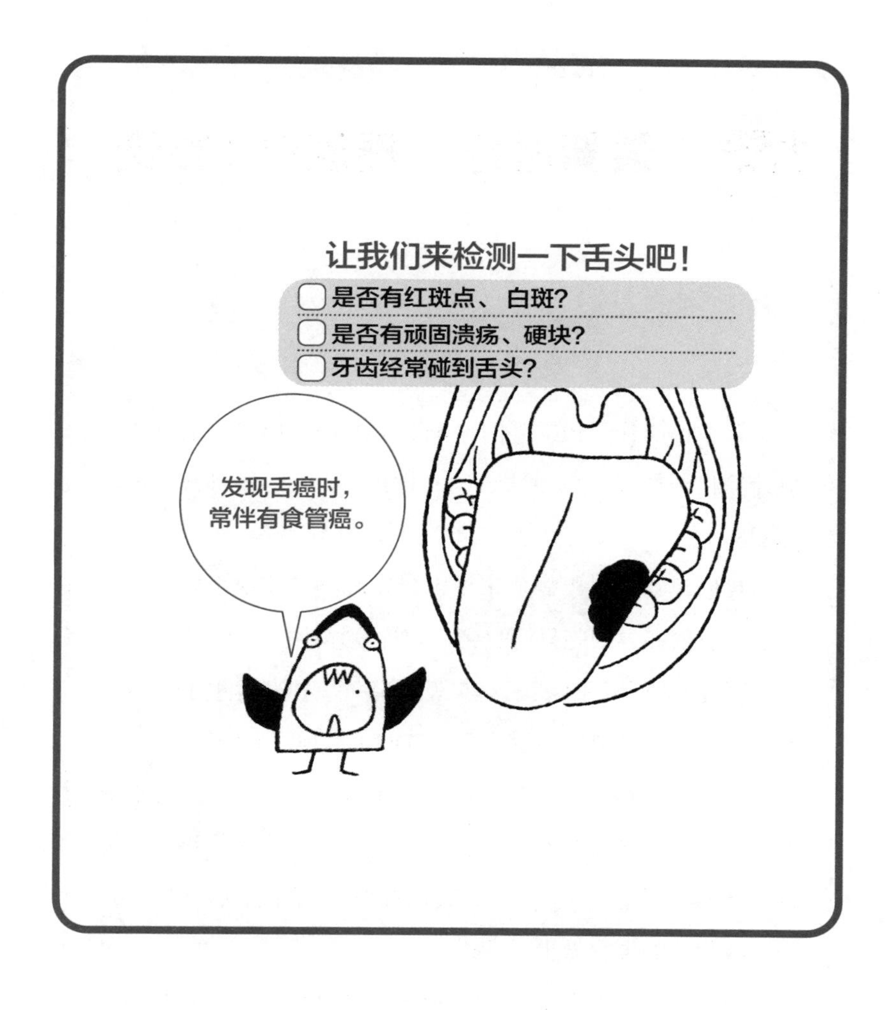
让我们来检测一下舌头吧！
是否有红斑点、白斑？
是否有顽固溃疡、硬块？
牙齿经常碰到舌头？
发现舌癌时，
常伴有食管癌。

最新医疗：癌症PET检查

有一种叫作“PET”的检测癌症方法。PET是正电子发射计算机断层显像的英文缩写，即Positive Emission Tomography。

我们都知道对于癌症来说，早发现早治疗很重要。可事实上，有很多癌细胞只有长到一定程度才能被发现。

因此，为了能让我们尽早发现癌症，PET诞生了。检测时，会用到一种特殊的示踪剂（FDG）来标记癌细胞。

具体操作是，将与葡萄糖成分相近的示踪剂通过打点滴的方式导入人体。癌细胞想要增殖的话，就会大量摄取示踪剂，这样一来癌细胞与全身其他细胞就有了差别，也就是说，我们给癌细胞做上了标记。

遗憾的是，我们不能通过PET检测给全身所有癌细胞都做上记号。对于肝癌、胆道癌和白血病来说，这个方法不奏效。为此，医生需要综合CT和MRI的检测，来获取更准确的诊断结果。PET检测可以查明细胞性质，发现癌细胞，只要确定了是癌症，就可以尽早开始策划治疗方案。

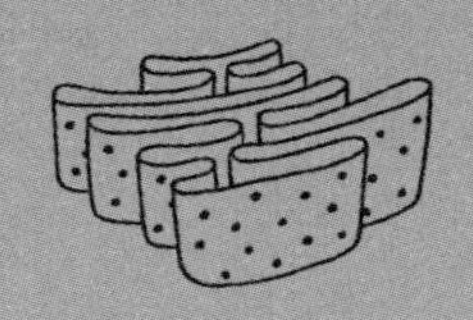

身体各脏器中的常见疾病和诱因

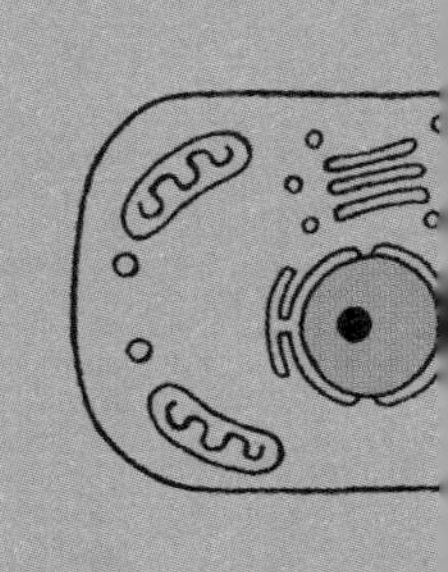

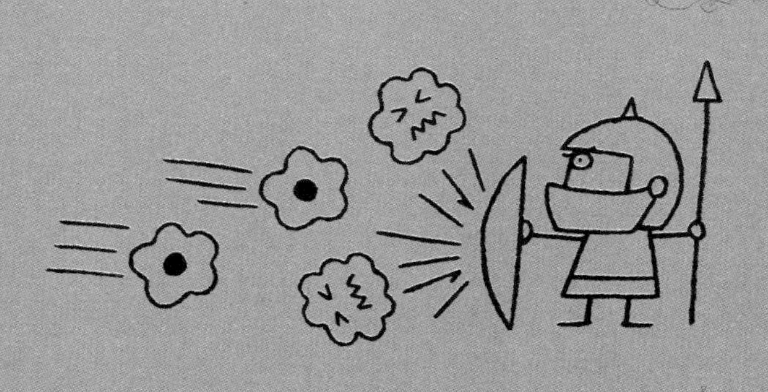

我们的身体时常被危险笼罩着。

除了各个脏器可能发生的癌症外，

还有其他各种各样的疾病，

让我们一起探明其病症和原因吧！

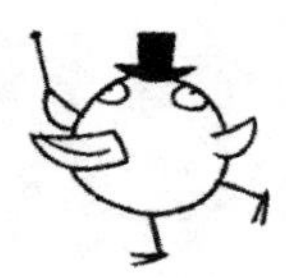

可导致猝死的冠心病

循环器官出现问题导致的心绞痛与心肌梗死

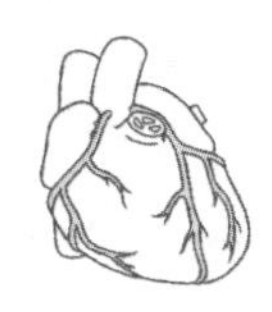

循环器官由流通体液（血液、淋巴液等）的全部器官构成，包括心脏、血管、淋巴管。近年来，在日本导致死亡的前三种疾病是恶性新生物（癌症）、冠心病、脑血管疾病。

冠心病中最常见的是心肌梗死和心绞痛，导致冠心病的原因是向心脏输送营养的血管冠状动脉发生堵塞。而这个现象是由动脉硬化引起的。动脉硬化可以导致动脉变窄、血液凝结成块造成堵塞。

心脏每天会跳动约10万次，向全身输送血液。如果运向心肌的血液循环发生问题，就会引发心绞痛。心绞痛患者的心肌还没有完全丧失功能。但是，当冠状动脉完全堵塞，或是发生急性变窄的情况时，心肌细胞就会坏死，丧失功能，这种病就叫作心肌梗死，会导致猝死。

如果再加上脑血管疾病，那么猝死的概率会更大。事实上，因为血管疾病离世的患者比癌症患者还要多。心脑血管疾病患者都会感到心脏仿佛被扭曲的疼痛。

动脉硬化是所有血管病中最常见的疾病。血管内侧会附着胆固醇，血管随之变硬、变窄，血液流动情况逐渐恶化。导致动脉硬化的主要原因有糖尿病、高血压、高血脂、肥胖、吸烟、压力、生活习惯病、体质等。

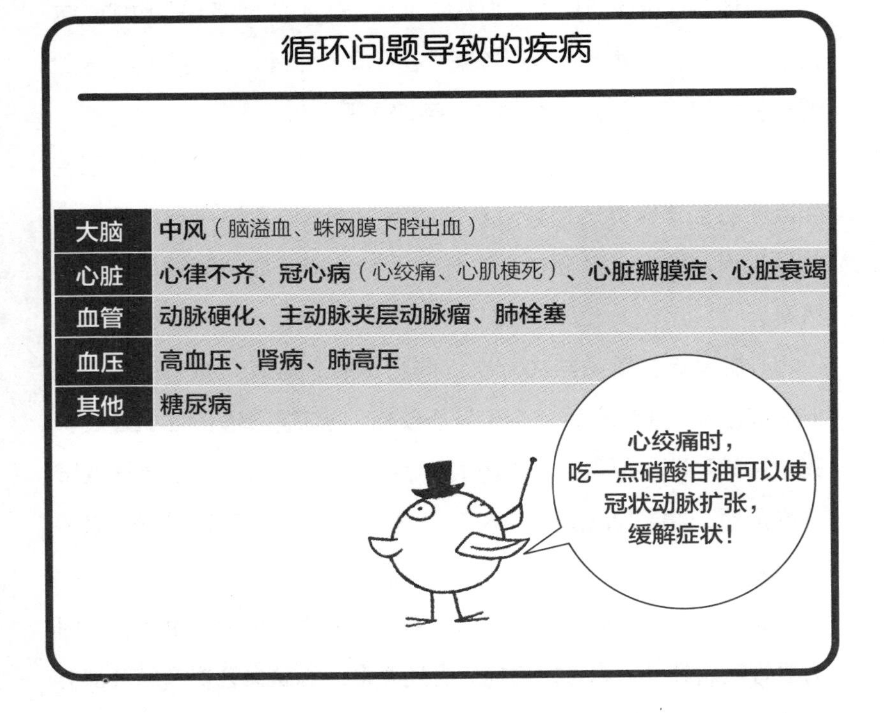

循环问题导致的疾病

大脑	**中风**（脑溢血、蛛网膜下腔出血）
心脏	**心律不齐、冠心病**（心绞痛、心肌梗死）**、心脏瓣膜症、心脏衰竭**
血管	**动脉硬化、主动脉夹层动脉瘤、肺栓塞**
血压	**高血压、肾病、肺高压**
其他	**糖尿病**

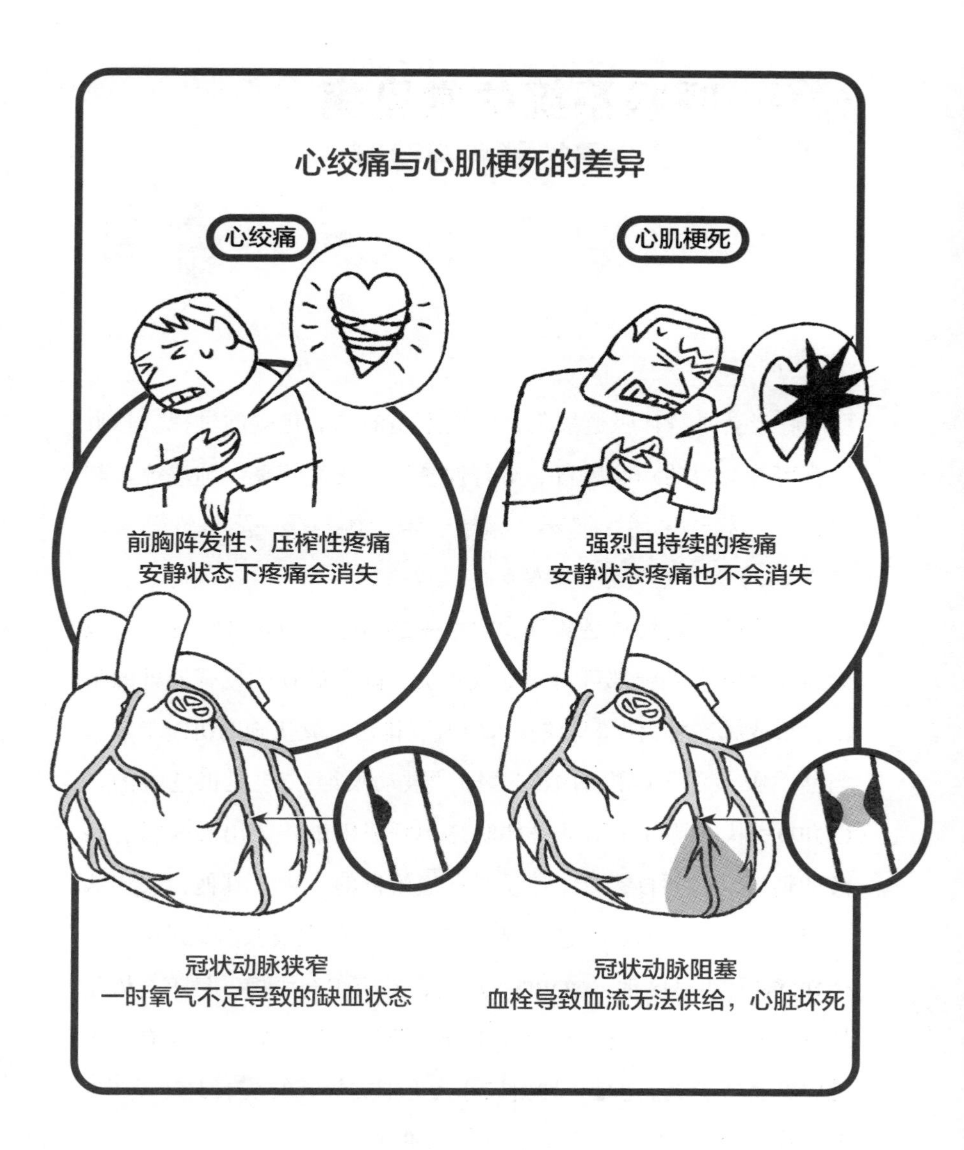
心绞痛与心肌梗死的差异
心绞痛
心肌梗死
前胸阵发性、压榨性疼痛
安静状态下疼痛会消失
强烈且持续的疼痛
安静状态疼痛也不会消失
冠状动脉狭窄
一时氧气不足导致的缺血状态
冠状动脉阻塞
血栓导致血流无法供给，心脏坏死

48 呼吸系统的常见病

慢性阻塞性肺病与哮喘

呼吸就是身体吸进氧气，吐出不用的二氧化碳的过程。呼吸器官可能会得的病有感冒、流行性感冒、支气管炎、肺癌等。其中，**作为肺部生活习惯病、高发于中老年的慢性阻塞性肺疾病（COPD）是全世界致死率较高的一种疾病**。

该病的罪魁祸首是吸烟，15%—20%的吸烟者都会发病。吸烟后，烟雾进入肺部可引发支气管炎，随后破坏支气管深处的肺泡，形成**肺气肿**，使得身体吸入氧气、排出二氧化碳的机能下降。当然，吸入别人呼出的烟雾，即“被动吸烟”，也是很危险的。COPD症状的特征是活动身体时感到呼吸困难，会出现咳嗽、咳痰的情况。COPD是慢性呼吸器官症候群的一种，其他代表疾病有**支气管哮喘**。导致支气管哮喘发病或恶化的主要原因是过敏，与COPD有着明显区别。COPD发病后，肺组织会受损，且不会恢复原样，这一点也与支气管哮喘不同。除这两种疾病外，还有弥漫性泛细支气管炎。这是一种由被称为毛细支气管的较细支气管产生的炎症，会引发咳嗽、咳痰、呼吸困难。

肺结核曾被称为国民病，到2017年日本的肺结核死亡人数也达到了2303人（日本厚劳省调查数据），因此是一个需要特别小心的感染病。肺结核是结核菌感染肺部的疾病，会出现咳嗽、咳痰、倦怠感、发热等与感冒相似的症状，如果咳嗽持续2周以上并伴有血痰出现，要及时就医。

尘肺病是吸入粉尘引起的肺部纤维化疾病，属于职业性肺病的一种。在矿山和能接触到石棉、金属粉末等地方工作的人们，因长时间吸入粉尘，导致发病。气胸是胸腔膜空气泄漏、肺部破裂导致的疾病，多有胸痛、呼吸困难、咳嗽等症状。

多发于老年人的疾病有吸入性肺炎，老年人会不小心将食物或唾液吸入气管，无法排出，最后流入肺中，导致细菌繁殖，引发肺炎。

普通肺炎的症状是持续发热和咳嗽，吸入性肺炎虽然不会出现这些症状，但也不要轻视它，请尽快就医。

患上COPD后的肺

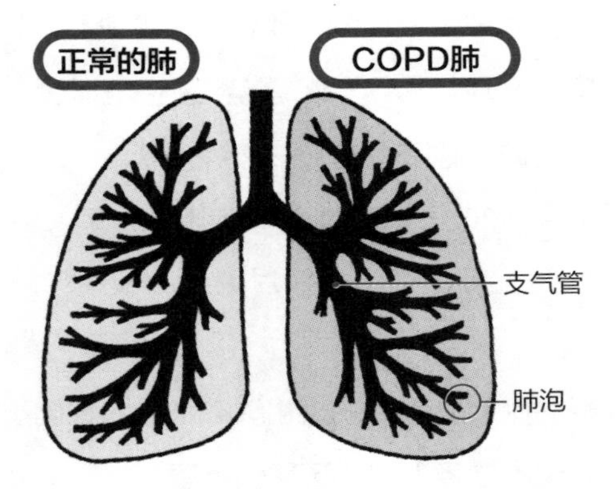

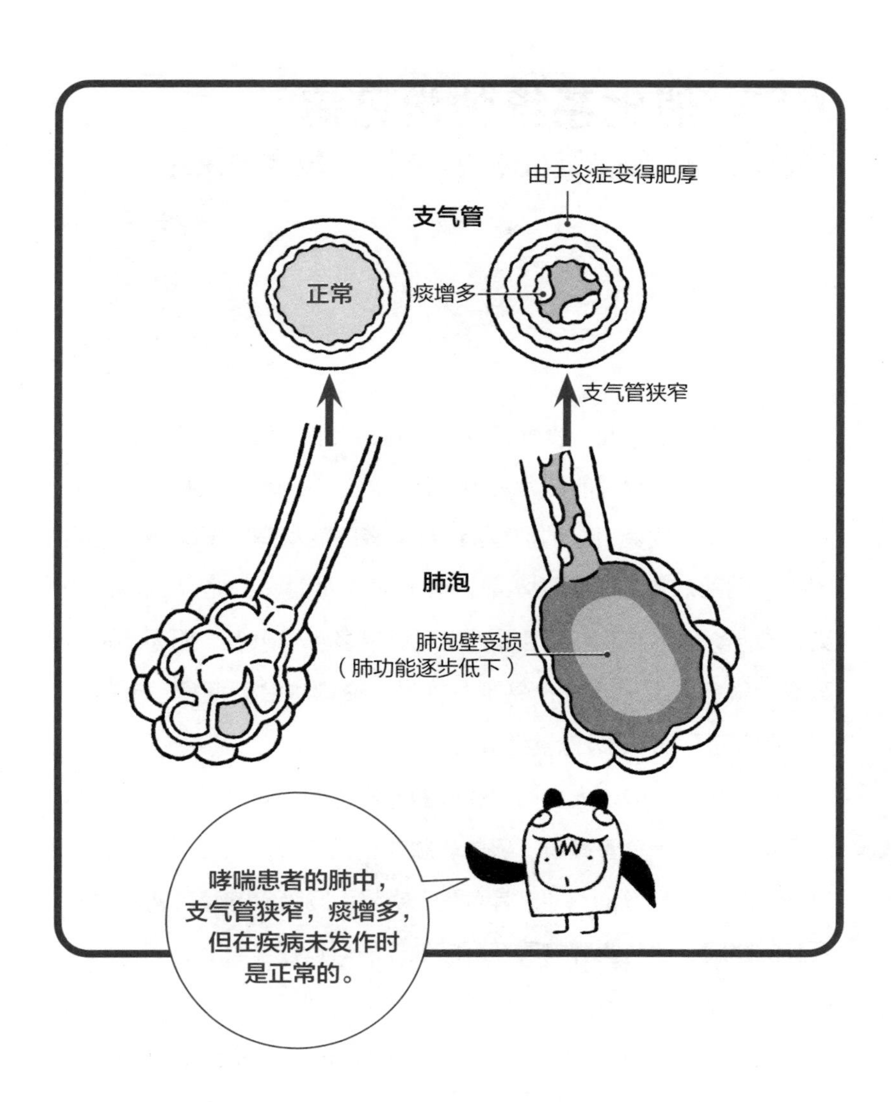
由于炎症变得肥厚
支气管
正常
痰增多
支气管狭窄
肺泡
肺泡壁受损
（肺功能逐步低下）
哮喘患者的肺中，
支气管狭窄，痰增多，
但在疾病未发作时
是正常的。

消化系统的常见病

不治疗炎症和息肉就会发展成癌症

消化道包括口腔、食管、胃、小肠、大肠、肛门这些食物会经过的地方。食管到胃的部分是上消化道。近年来食管疾病多发，尤其是食管黏膜发炎引起的**食管炎。食管炎的症状有胸部疼痛、吞咽困难、胸部灼烧感、泛酸水等。**食管炎中最常见的是**反流性食管炎**，之前多发于老年人，但最近出现了很多年轻患者。**如果不及时医治，就会发展成溃疡，甚至食管癌。便秘也会促使食管炎的发生，因此在平时要多注意均衡饮食。**

肝硬化患者的三大死因是**食管静脉瘤**、肝癌和肝衰竭。食管静脉瘤指的是位于食管黏膜下层的静脉变粗或变成瘤状。通常这种情况是**门脉高压导致的。门脉指的是一条将小肠吸收的营养物质送到肝脏的静脉，这些营养物质在肝脏处理后可运往全身。**可一旦发生肝硬化，血液难以流动，之前流向门脉的血液只好另辟蹊径，流向食管处的血管。而当食管处血管内的血液过多，就会把血管撑起来，形成食管静脉瘤。如果一直不处理这个瘤，可能会突然胀破，发生大出血，导致猝死。

胃黏膜发生的炎症就叫作胃炎，可分为急性胃炎和慢性胃炎。急性胃炎又可以分为由吸烟、暴饮暴食、喝酒、压力过大导致的，

以及感染性急性胃炎（葡萄球菌、海兽胃线虫）。慢性胃炎一般是由幽门螺杆菌、年龄增大等多重原因叠加导致的。

胃黏膜上长出的胃息肉可分为多种：恶变率很低的胃底腺息肉；多由幽门螺杆菌导致的增生性息肉；容易引起并发症、被认为是胃癌癌前病变的胃腺瘤息肉。

此外，还有一种发生在口腔、小肠、大肠等处，可引发慢性炎症的克隆氏病。目前致病原因尚不明确，但症状有腹痛、拉肚子、消瘦、食欲不振、发热、全身倦怠、贫血等波及全身的各种症状。

大肠息肉是生长于大肠内部的疣状物，是良性的，但也有癌变的可能。因此患者最好在息肉未发生癌变之前去除掉。

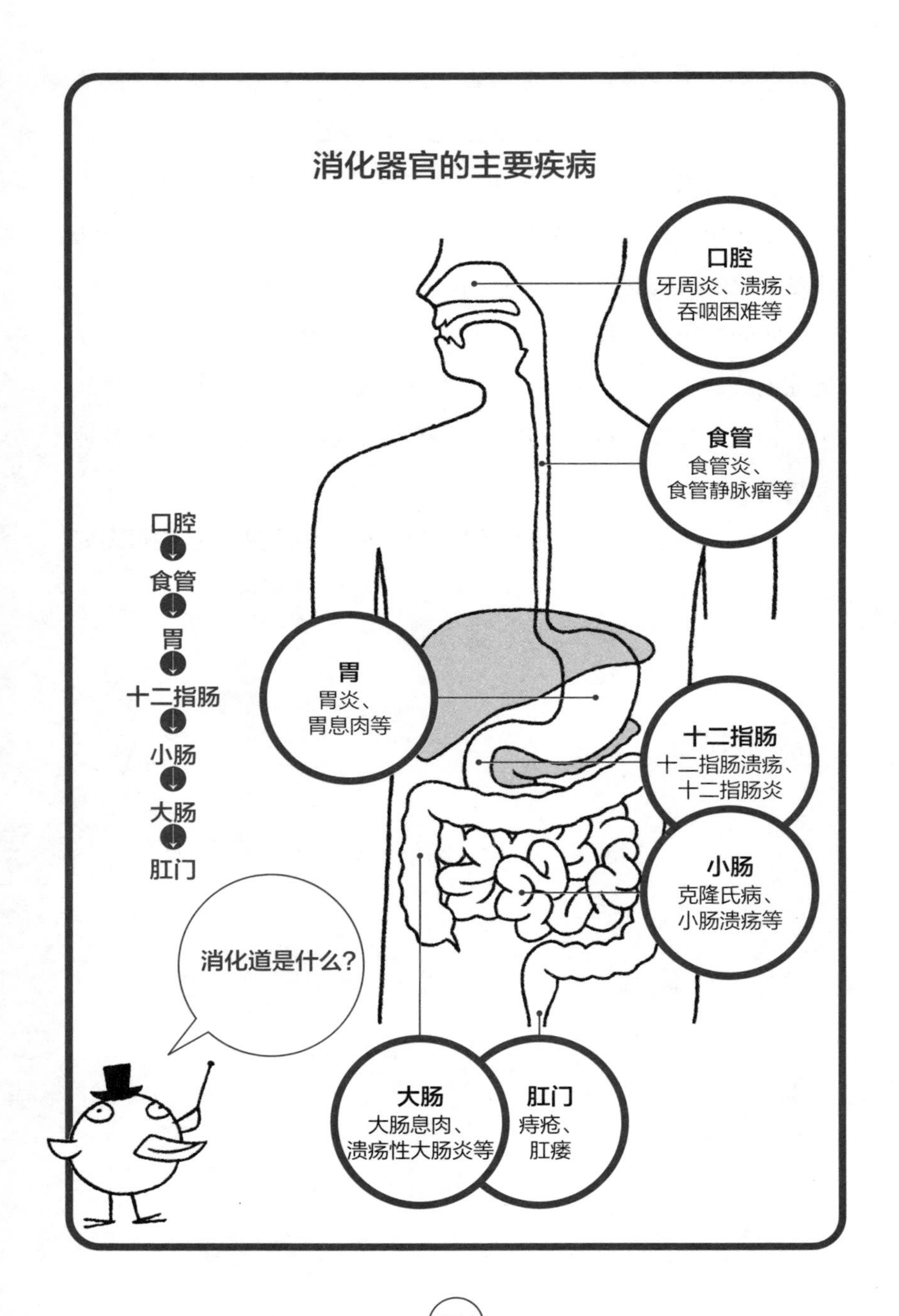
消化器官的主要疾病
口腔
牙周炎、溃疡、
吞咽困难等
食管
食管炎、
食管静脉瘤等
胃
胃炎、
胃息肉等
十二指肠
十二指肠溃疡、
十二指肠炎
小肠
克隆氏病、
小肠溃疡等
大肠
大肠息肉、
溃疡性大肠炎等
肛门
痔疮、
肛瘘
口腔
食管
胃
十二指肠
小肠
大肠
肛门
消化道是什么？

沉默的脏器——肝脏的疾病

三大诱因为酒精、病毒和不良生活习惯

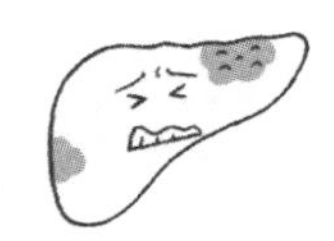

肝脏位于横膈膜正下方、腹部右上方，是最大的一个脏器。肝脏负责生成胆汁，代谢糖类、蛋白质、脂质，分解有害物质以及贮藏血液等。

肝病的三大诱因分别是酒精、病毒和不良生活习惯。肝病可分为急性病与慢性病，其中慢性病是指持续半年以上的较轻的炎症。但慢性病也可能会发展成肝硬化，甚至肝癌，因此要多加留意。

大量摄入酒精会引发**酒精性肝病**，随后发展成**酒精性脂肪肝**，继而导致**酒精性肝硬化**，甚至发展成**肝癌**。肝脏之所以被人们称为沉默的脏器，是因为即使已经患病，也没有什么症状，直到肝病发展成肝硬化，才会出现腹水、黄疸、静脉瘤、吐血等症状。虽然肝硬化不是不治之症，但不可否认治疗起来是很困难的。

病毒性肝炎指的是由病毒感染导致肝脏发炎的疾病。日本多发的是丙型肝炎（HCV），与乙型肝炎一样，可以通过血液、体液传播。急性肝炎症状消失后，可能会发展为慢性肝炎、肝硬化或肝癌。

近年来，有越来越多的人没有感染病毒却也患上了肝癌。很多身材肥胖的人都有脂肪肝（非酒精性脂肪肝），而脂肪肝可发展为肝硬化和肝癌。

想要改善肝功能，就要从改变生活习惯做起。

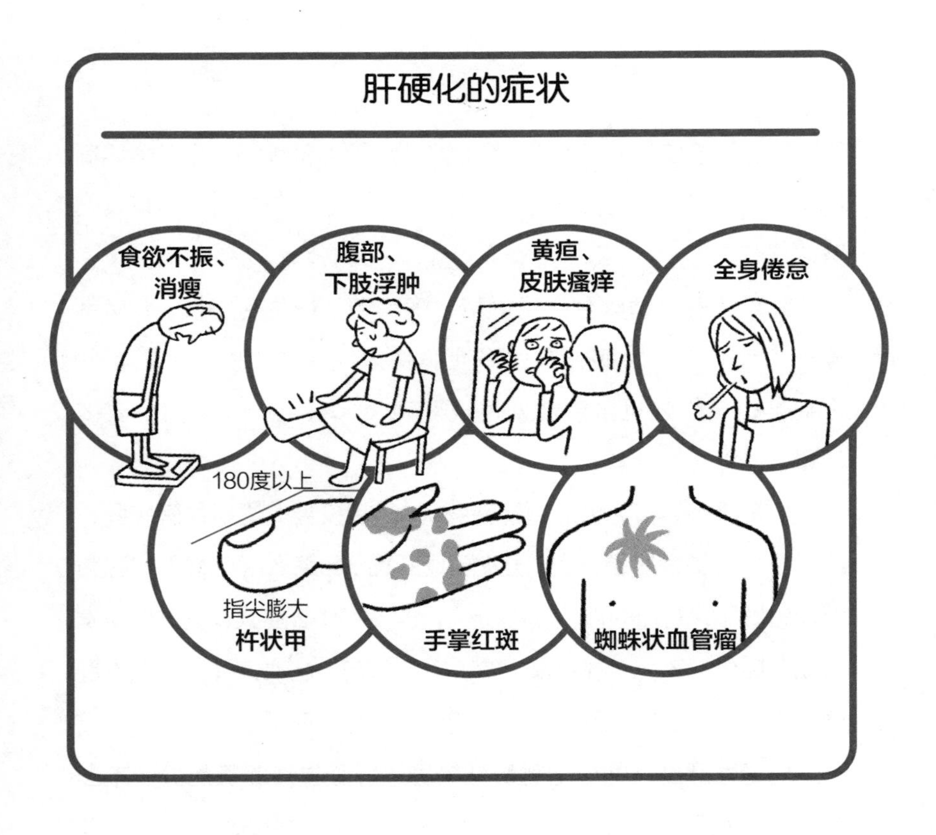

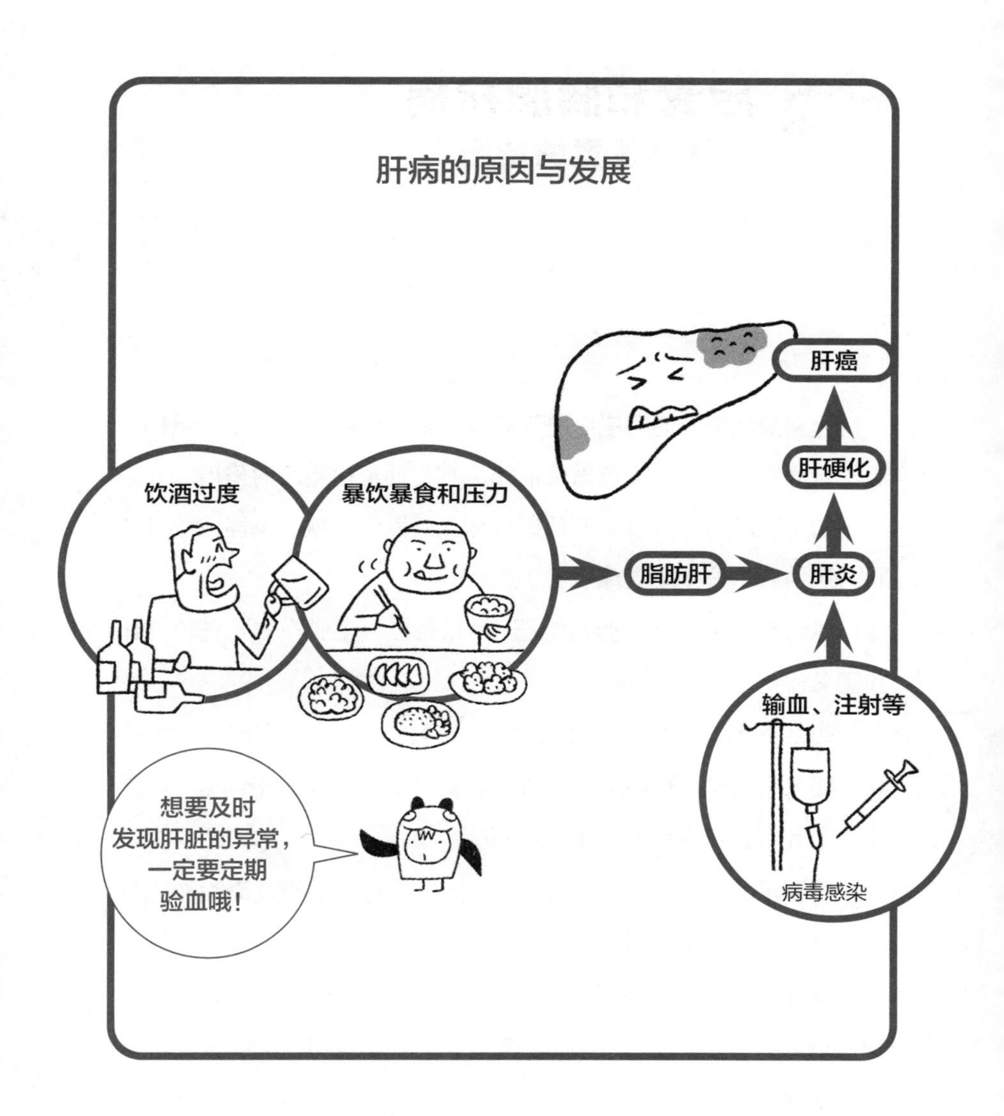
肝病的原因与发展
饮酒过度
暴饮暴食和压力
脂肪肝
肝炎
肝硬化
肝癌
输血、注射等
病毒感染
想要及时
发现肝脏的异常，
一定要定期
验血哦！

胆囊和胰腺疾病

不得不注意的结石

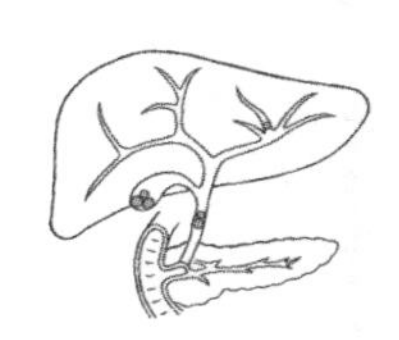

胆囊负责临时储存由肝脏输向十二指肠的胆汁，是梨状结构。胆汁是肝脏生产的黄褐色碱性液体，有帮助消化脂肪的作用。

如果脂肪摄取过量，胆汁的成分（胆固醇）就会凝固成小石头状的胆结石（位于胆囊或胆管）。

胆结石中最多的是**胆囊结石**，而结石也可生长在其他部位，比如**胆总管结石、肝内结石**等。

胆结石的一般症状为上腹周围绞痛，时而伴随右肩与后背剧痛。如果血液检查中GOT或GPT（谷丙转氨酶）显示干细胞障碍的数值上升，就很有可能长了胆结石。

胆囊结石导致胆汁无法流动，继而引发的细菌感染叫作胆囊炎。胆囊炎的典型症状是发热、右侧腹部疼痛。但患者如果同时患有糖尿病，或是高龄患者，也可能不会感到疼痛，因此需要特别注意。

胰腺是位于胃后面的细长器官，胰腺液可通过胰管流到十二指肠。此外，**胰腺还可以分泌胰岛素，来调节血液中的含糖量。**如果胰岛素不足，就会患糖尿病。

胰腺炎可分为急性胰腺炎和慢性胰腺炎。急性胰腺炎最大的

原因是过度饮酒，其比例为40%；第二个原因就是胰管和胆管之间形成结石，造成堵塞；其他原因还有手术、内视镜检测等医疗行为，以及胰腺或胆道畸形等；另外尚未明确的原因也占了两成。胰腺炎的症状是从心口到后背出现间断性疼痛，呕吐，发热等。

慢性胰腺炎和急性胰腺炎一样，大都是由过度饮酒引起的，男性患者的比例为70%。也有20%的病症是不明原因引起的。特别是女性慢性胰腺炎患者，一般都是不明原因引起的。

一旦形成了慢性胰腺炎，疾病就会越发严重，正常细胞被破坏，并被结缔组织代替，逐渐发生消化吸收不良、糖尿病等并发症。如果发展到这一步，几乎不能被治愈了，因此一定要早发现早治疗，不过度饮酒，不吃油脂多的食物，做好自我健康管理。

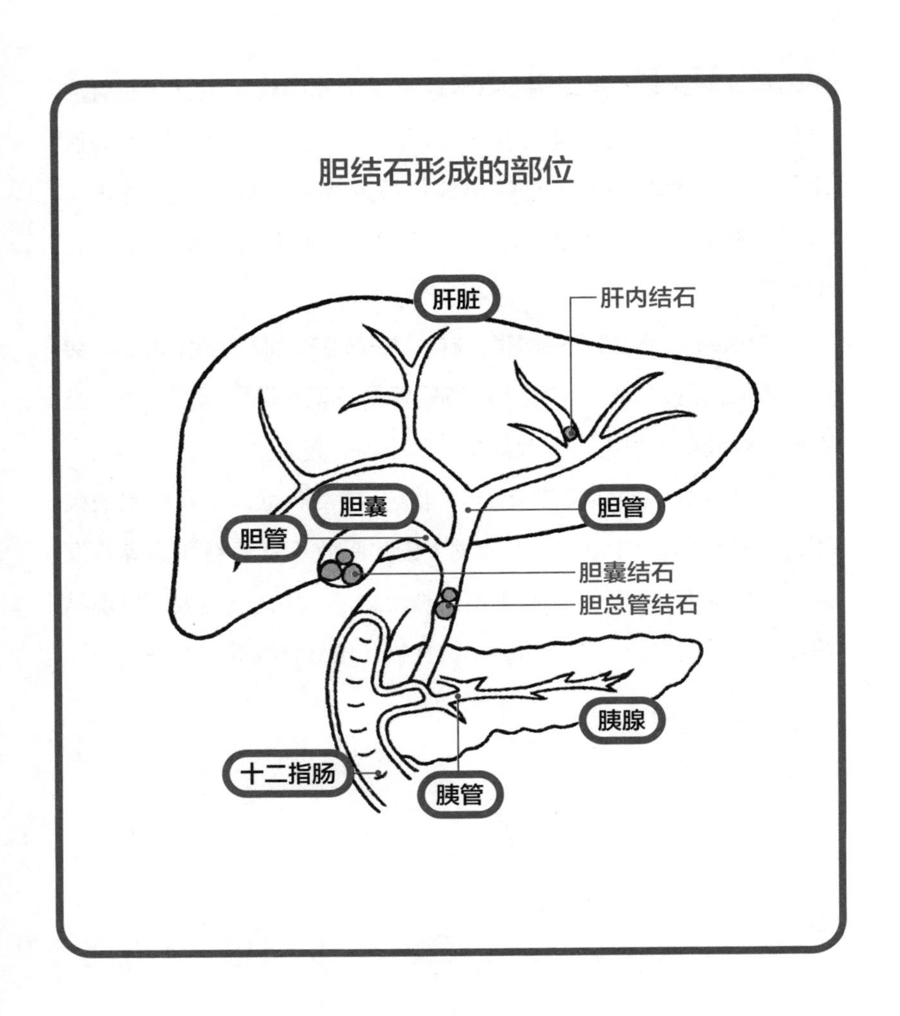
胆结石形成的部位
肝脏
肝内结石
胆囊
胆管
胆管
胆囊结石
胆总管结石
胰腺
十二指肠
胰管

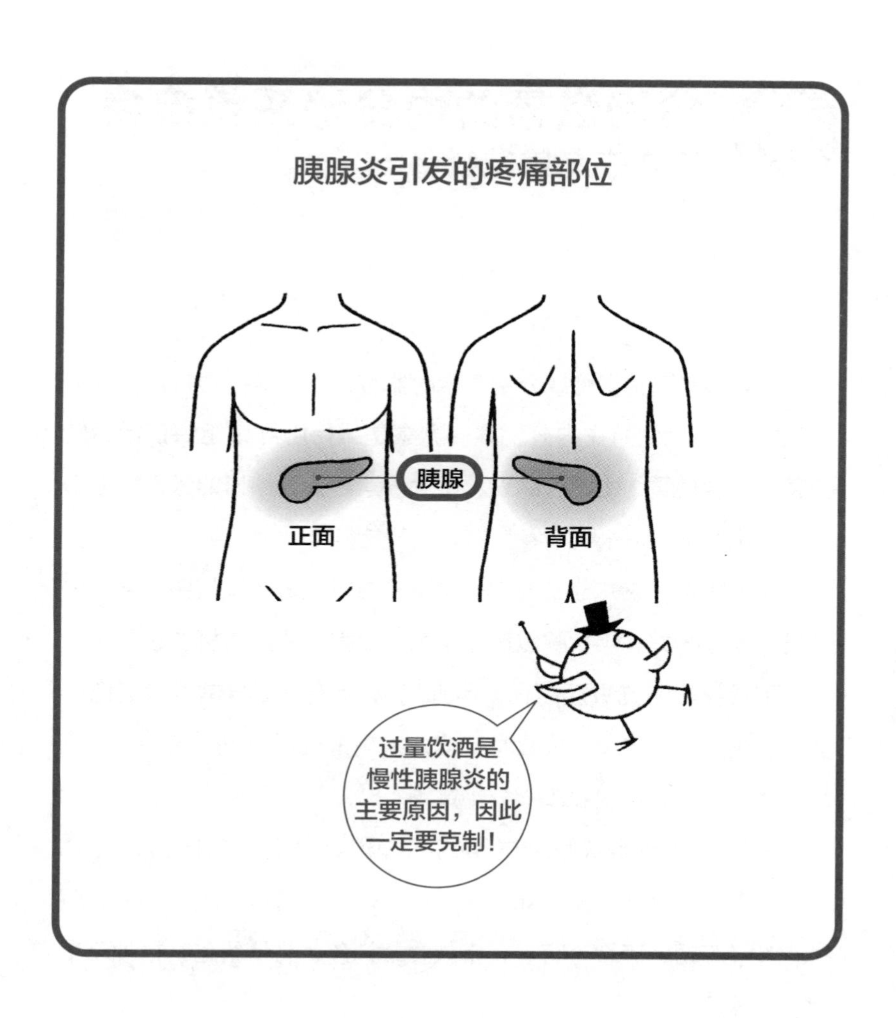
胰腺炎引发的疼痛部位
胰腺
正面
背面
过量饮酒是慢性胰腺炎的主要原因，因此一定要克制！

分泌激素的内分泌系统疾病

甲亢病与甲减病

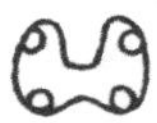

内分泌器官是指可以分泌激素的器官，由于这些器官也被称为“腺体”，因此也叫作**内分泌腺**。**激素是维持脏器或组织正常运转的微量化学物质，比如胰岛素、肾上腺素等。**分泌出的激素会溶于血液，流遍全身，来调节各个器官的机能。

在甲状腺合成并分泌的**甲状腺激素可以促进物质代谢，与人体生长、发育相关。甲状腺激素过量或过少都会使身体机能紊乱。**

甲状腺功能亢进症简称“甲亢”，是免疫机能异常导致的自身免疫疾病。血液中会形成自身抗体，来攻击自身的甲状腺，从而引起甲状腺肥大、甲状腺激素分泌过剩。

毒性弥漫性甲状腺肿是甲亢的一种。男女患病比为1∶5—1∶6，多发于女性和20—30岁的青年人。症状有脖子根部肿大、手抖、月经不调、不孕不育、正常饮食却消瘦、易情绪化、精神不集中、眼球凸出等。

甲状腺功能减退症，简称“甲减”，是慢性甲状腺炎症引起的甲状腺激素减少疾病，病症是出现浮肿或全身无力、精神不济等。

目前医学界对于这些甲状腺激素异常疾病的病因还未完全研究清楚，但其中“**桥本病（慢性甲状腺炎）**”是由于自身免疫疾病导致的，当人体甲状腺机能低下时最容易出现。

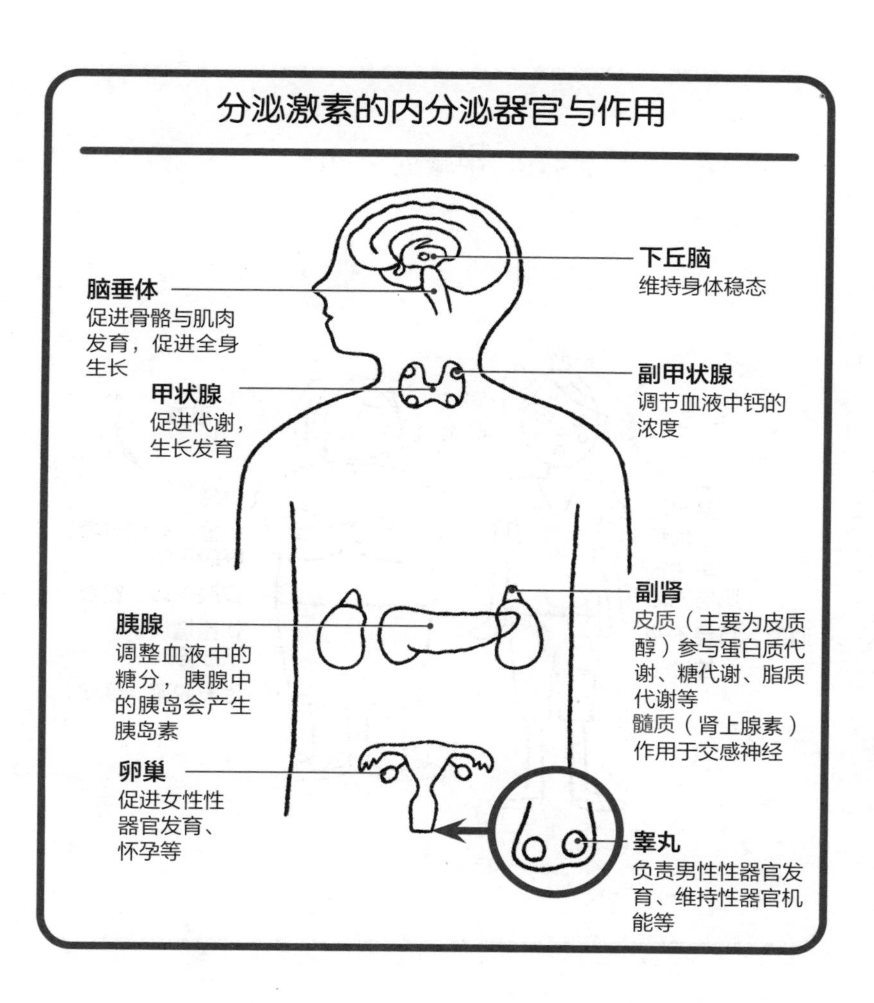
分泌激素的内分泌器官与作用
下丘脑
维持身体稳态
脑垂体
促进骨骼与肌肉
发育，促进全身
生长
副甲状腺
调节血液中钙的
浓度
甲状腺
促进代谢，
生长发育
副肾
皮质（主要为皮质
醇）参与蛋白质代
谢、糖代谢、脂质
代谢等
髓质（肾上腺素）
作用于交感神经
胰腺
调整血液中的
糖分，胰腺中
的胰岛会产生
胰岛素
卵巢
促进女性性
器官发育、
怀孕等
睾丸
负责男性性器官发
育、维持性器官机
能等

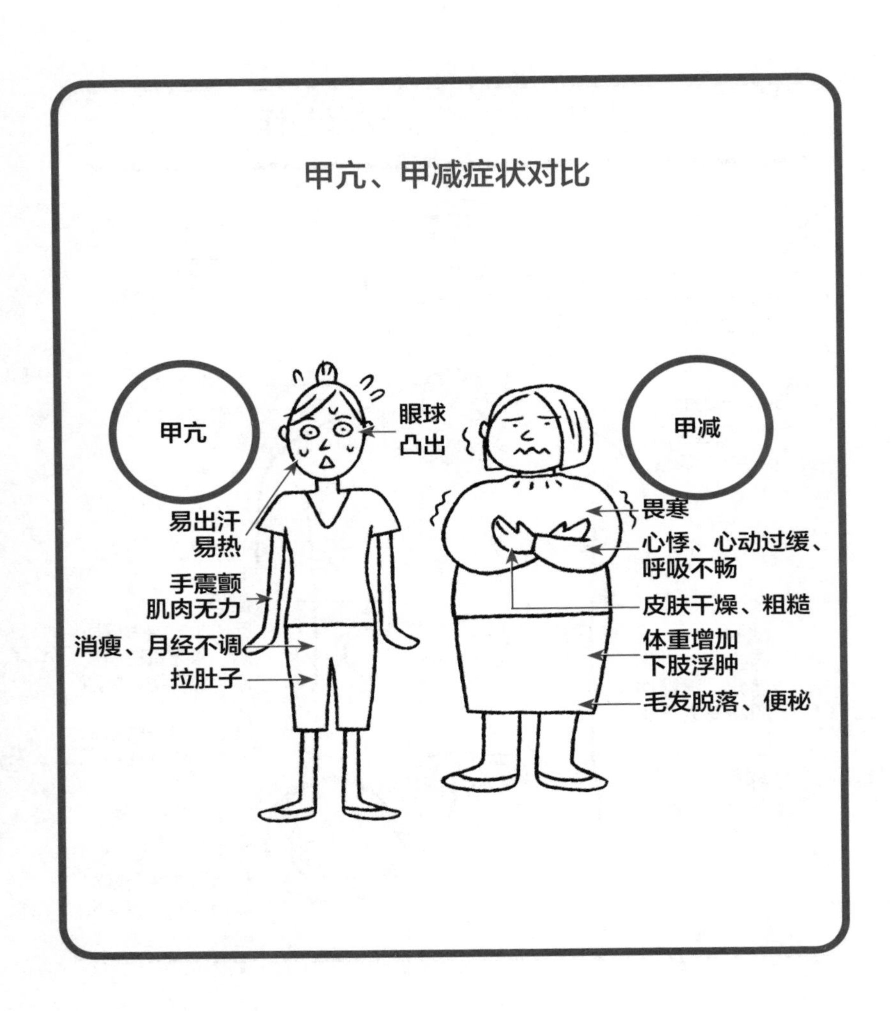
甲亢、甲减症状对比
甲亢
眼球
凸出
易出汗
易热
手震颤
肌肉无力
消瘦、月经不调
拉肚子
甲减
畏寒
心悸、心动过缓、
呼吸不畅
皮肤干燥、粗糙
体重增加
下肢浮肿
毛发脱落、便秘

泌尿系统疾病

尿频、尿血、排尿困难就是信号

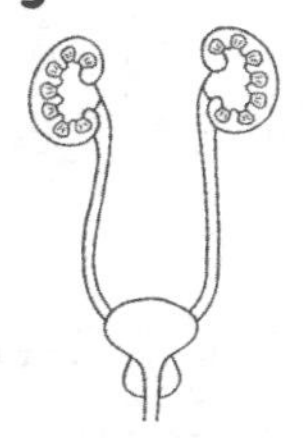

泌尿器官包括左右肾脏、输尿管、膀胱、尿道。

其中肾脏承担着维持体液稳态的重要责任。两个肾脏分别位于身体左右两侧，形状像两个蚕豆，负责筛选身体必需的营养成分和废物，把废物以尿液的形式排出体外。如果肾脏机能下降，老旧废物就会沉积体内，引发许多疾病。

肾病有许多种类，**肾病综合征并不是指单一的某种疾病，而是指的一种状态，即尿液中蛋白质含量很多，血液中蛋白质不足。**血液中含量最多的一种血红蛋白一旦减少，就会产生泡沫尿或浮肿。

肾盂肾炎是从尿道逆流到膀胱、肾脏的大肠杆菌、绿脓杆菌等细菌感染肾脏组织引发的炎症，也有从膀胱炎发展而来的案例。

肾衰竭是指肾脏功能低下，尿量较少，体内水分或电解质的平衡被打乱的状态。主要原因是肾小球机能低下，当该机能下降到正常状态的60%后，就称为肾衰竭。**急性肾衰竭**的主要原因是体液量下降或血液量减少等，**慢性肾衰竭**的主要原因为糖尿病。

慢性肾脏病（CKD）被称为新型国民病，主要的致病原因是生活习惯病或慢性肾炎，初期没有症状，但随病情发展，会出现

夜尿多、贫血、疲乏等症状。肾功能的指标用GFR（肾小球过滤量）表示。

尿路结石指的是在肾盂、肾杯、输尿管、膀胱、尿道等位置出现结石。致病原因与平时饮食习惯关系密切。草酸比钙更容易形成结石，而菠菜、咖啡、可乐都富含草酸。**尿路结石的症状根据结石位置不同会有差异，但基本上都会有后背疼、肚子疼、尿不尽、尿血等症状。前列腺肥大是前列腺变大导致尿道变细，出现排尿困难、尿频、尿失禁等症状，在日本多发于50岁以上的男性。**女性多患的是膀胱炎。膀胱中进入大肠杆菌导致的炎症就是膀胱炎。女性的尿道较短，细菌更容易进入体内。

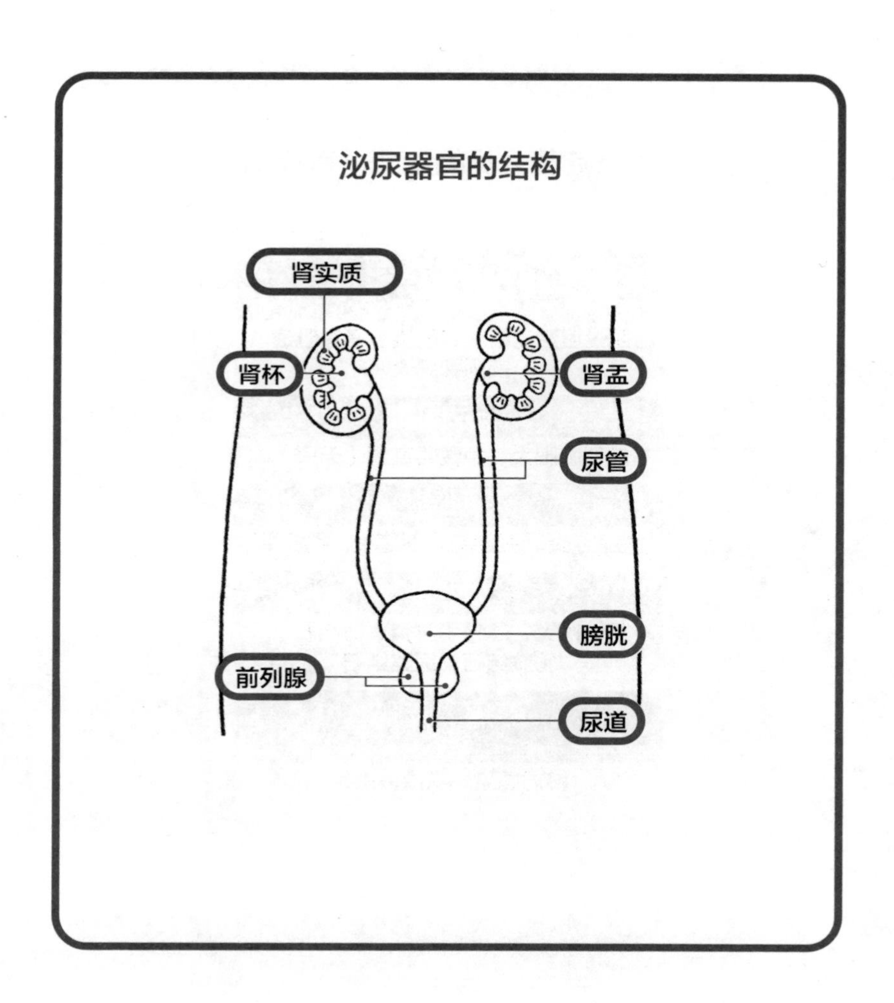
泌尿器官的结构
肾实质
肾杯
肾盂
尿管
膀胱
前列腺
尿道

根据症状分类的泌尿器官疾病

尿频
（排尿次数较多）
膀胱过度活动症、膀胱炎、子宫肌瘤、前列腺肥大

排尿困难
前列腺肥大、急性肾衰竭（无尿）

尿痛
急性膀胱炎、尿路结石、尿道炎、肾盂肾炎

尿血
急性肾炎、急性膀胱炎、肾结石、膀胱结石、尿路结石

疼痛、流脓
（性病）
淋病感染、衣原体感染

中枢神经系统的疾病

损害脑、脊髓从而引发疾病

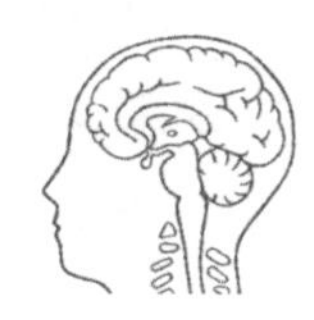

大量神经细胞聚在一起形成的中枢结构叫作**中枢神经系统**，包括**脑与脊髓**。脑包括大脑、小脑、脑干，与脊髓一起构成中枢神经系统，因此有些地方也把中枢神经系统称为脑脊髓。

从中枢神经中伸出来的、像树枝一样的神经纤维是末梢神经，负责传递信息。末梢神经可分为运动神经和自律神经。

继癌症、心脏病后致死率第三的**中风（又称脑卒中、脑血管意外）**，就源于脑循环障碍，可使人失去意识，无法正常运动、说话。

中风的三大原因是：脑梗死、脑溢血和蛛网膜下腔出血。脑梗死是脑部血管淤堵血液无法流动，而脑溢血和蛛网膜下腔出血是脑部血管破裂导致的出血。

动脉硬化血栓形成性脑梗死就是脑部血管淤堵，血液无法正常通过，导致血管部分坏死的疾病。这种粥样动脉硬化就会导致脑梗死。

脑溢血就是脑部细小血管破裂，血液流出，引发脑部机能受损的疾病。

蛛网膜下腔出血就是覆盖脑表面的蛛网膜与脑之间发生出血的

疾病。

从大脑皮质到脊髓的下行神经回路，即锥体外系，发生障碍的疾病，叫作锥体外系综合征，代表性的疾病有**帕金森**。

大脑皮质中包括与语言、运动、感觉、情感等相关的所有神经细胞。调节大脑皮质的指令，使得**身体可以正常活动的正是神经递质多巴胺，而帕金森病患者体内正是少了这种多巴胺，或多巴胺被破坏，才会发生手脚震颤、肌肉僵硬等运动机能障碍现象**。

接近半数的帕金森患者同时伴有抑郁症。

抑郁症也是由多巴胺异常导致的，因此医学界认为抑郁症与帕金森有着紧密的联系。**抑郁症的症状是睡眠不好、易疲劳、倦怠、食欲减退、心悸、呼吸困难等，而致病原因有很多。**此外，**“双向障碍”**的患者会出现狂躁和抑郁交替出现的状况。

中枢神经系统的结构

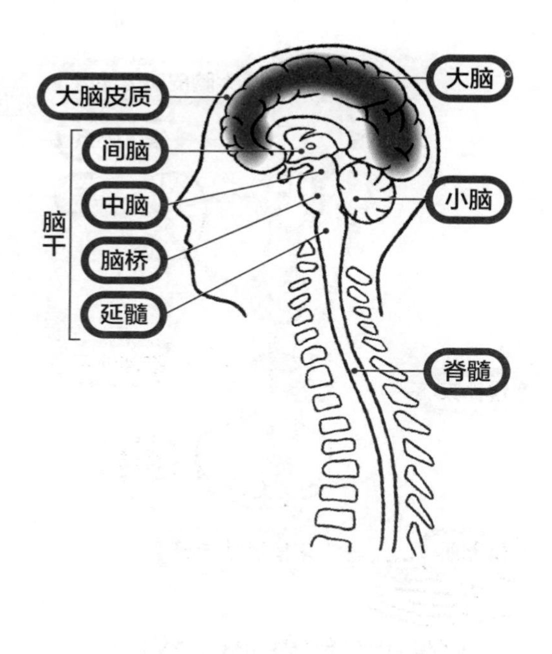

支配非自主运动的锥体外系

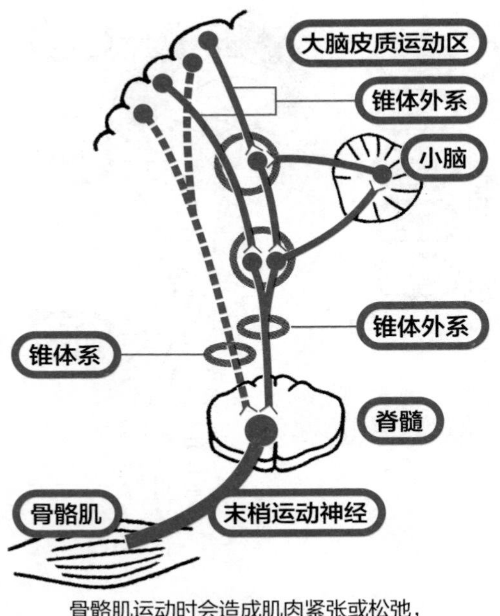

骨骼肌运动时会造成肌肉紧张或松弛，
而锥体外系负责无意识调节肌张力。

未来的医疗

现在我们面临着超老龄化、城市化、农村空心化等社会问题，而医学界更是要面对解决这些社会问题引发的慢性疾病、疑难杂病等课题。

在这样的社会环境下，应用ICT（信息及通信技术）的医疗可谓至关重要的一环。

我们希望在那些附近没有专业医生的患者、独居的老人也能通过ICT技术来享受远距离治疗和看护，接受到专业的医疗和生活支持。无论是谁，无论在何地，自身的健康、医疗、看护信息都能汇聚，大家可以安全地互相分享，并与医生合作来进行持续性的诊疗和医护。这样就可以避免重复检查、重复吃药，可大大减轻负担。

此外，现在通过大数据和AI（artificial intelligence，人工智能）的应用，那些被认为是疑难杂症的疾病也可以根据个人的症状和体质来进行快速且准确的检查、诊断、治疗。

最后，对那些饱受疾病折磨的患者来说，建立更加完善的医疗保险系统也是不容忽视的。